PUBLICATIONS DU PROGRÈS MÉDICAL

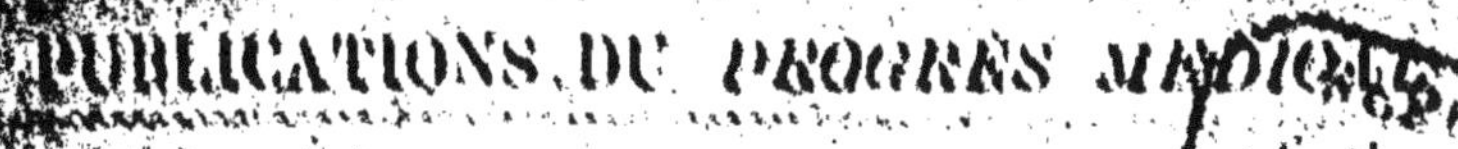

MANUEL

DES

INFIRMIÈRES

TOME III

ADMINISTRATION DES MÉDICAMENTS
DICTIONNAIRE MÉDICAL

PARIS
AUX BUREAUX DU *PROGRÈS MÉDICAL*
14, RUE DES CARMES
1878

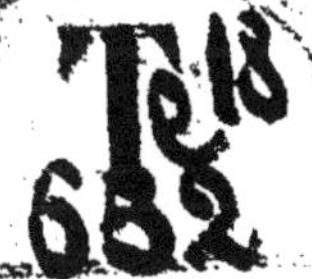

MANUEL

DES

INFIRMIÈRES

VERSAILLES

CERF ET FILS, IMPRIMEURS

59, RUE DUPLESSIS, 59

PUBLICATIONS DU *PROGRÈS MÉDICAL*

MANUEL

DES

INFIRMIÈRES

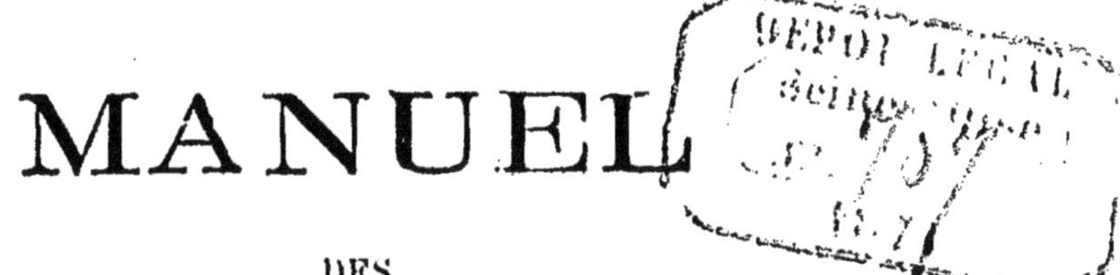

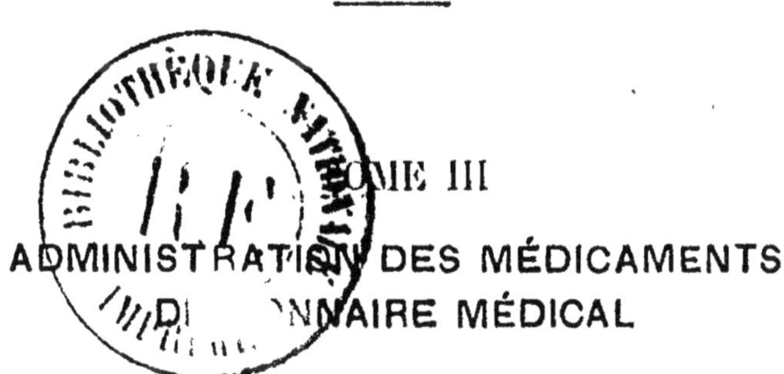

TOME III

ADMINISTRATION DES MÉDICAMENTS

DICTIONNAIRE MÉDICAL

PARIS

AUX BUREAUX DU *PROGRÈS MÉDICAL*

6, RUE DES ÉCOLES, 6

1878

PREMIÈRE PARTIE

Administration des Médicaments.

Administration des médicaments.

L'infirmière doit être l'auxiliaire utile et intelligente du médecin. Ces simples mots placés en tête de ce troisième volume du *Manuel*, indiquent suffisamment quel doit être l'esprit de celles qui se dévouent à cette tâche toujours pénible et souvent fort difficile à bien remplir.

Le *rôle de l'infirmière* se compose de deux parties bien distinctes : La première comprend les soins d'hygiène et de propreté dont il faut entourer le malade, la seconde est constituée par la *préparation* et surtout l'*administration des médicaments*. Ici, nous nous occuperons seulement de cette dernière partie.

L'esprit général qui doit dominer tous les actes de l'infirmière est un esprit de subordination absolue aux ordres du médecin. Elle ne doit jamais se permettre de rien changer aux prescriptions, ni les changer, ni ne les exécuter qu'en partie. Elle pourra, elle *devra* même demander au médecin toutes les explications qu'elle jugera nécessaires ;

car pour exécuter convenablement un ordre, il faut tout d'abord l'avoir bien compris. Si, par hasard, les explications données par le médecin étaient insuffisantes, elle devra se renseigner auprès du pharmacien. C'est, du reste, ce qui a lieu dans la plupart des cas : le médecin se borne à fixer la quantité de médicament qui doit être administrée à chaque fois, et l'intervalle de temps qui devra séparer chaque administration ; le pharmacien renseigne sur la *manière de préparer*, d'*administrer* et de *conserver le médicament*. C'est le résumé méthodique de tous ces conseils que nous allons exposer.

L'énumération des soins dont le médecin conseillera d'entourer le malade est presque toujours faite oralement. Il a le soin de s'adresser directement à la garde malade et d'insister sur les points les plus importants. Celle-ci devra écouter avec la plus grande attention et ne pas craindre de demander les explications qui la mettent à même de bien se pénétrer du rôle qu'elle doit remplir; au besoin, elle consignera par écrit les points les plus importants.

L'énumération des médicaments est toujours faite par écrit et constitue l'*ordonnance*, qui sera exécutée par le pharmacien. Cette ordonnance comprend, suivant les besoins, un ou plusieurs médicaments.

La portion relative à chacun de ces médicaments se compose de trois parties :

La *première* comprend l'énumération des substances qui doivent entrer dans la composition du médicament et l'indication du poids ;

La *seconde* fait connaître au pharmacien la manière dont il doit préparer le médicament ;

La *troisième* indique le mode d'administration. Cette dernière partie, *et celle-là seule*, doit intéresser la garde-malade. Elle ne doit en aucune façon s'occuper des deux premières et chercher à connaître ce que le médecin prescrit, éviter de faire des questions indiscrètes, et ne demander à ce sujet aucune explication au pharmacien, dont le devoir est de tenir caché ce que le médecin n'a pas voulu qu'on sache.

Pour ce qui concerne l'administration du médicament, la garde-malade ne pourra jamais demander trop d'explications. Le médecin, avons-nous dit, entre bien rarement dans les petits détails, il laisse ce soin au pharmacien.

Quelques médecins ont l'habitude de faire leur ordonnance sur deux feuilles séparées : l'une, destinée au pharmacien contient seulement l'énumération des substances et les observations relatives à la préparation du médicament, l'autre, réservée au malade, donne les indications nécessaires pour l'administration. C'est là une excellente habitude ; mais il faut que la garde-malade n'oublie jamais de porter les deux feuilles au pharmacien. Ce dernier a besoin de connaître le mode d'administration du médicament qu'il prépare. Il y trouvera des renseignements qui lui permettront quelquefois de mieux exécuter l'ordonnance, et toujours de donner au malade les explications nécessaires.

Une dernière recommandation, et elle est de la *plus haute importance*. Il ne faut jamais adresser de questions au pharmacien pendant qu'il prépare le médicament, mais attendre qu'il ait terminé et transcrit l'ordonnance. Combien d'oublis et parfois d'erreurs n'ont-ils pas été causés par une intervention inopportune !

Ces recommandations générales étant faites, nous entrons directement dans notre sujet. Au point de vue où nous devons nous placer ici, on peut partager les médicaments en deux groupes.

1° *Ceux qui doivent être préparés et administrés par la garde-malade ;*

2° *Ceux qui sont préparés par le pharmacien et administrés par la garde-malade.*

Nous les passerons successivement en revue, en

les classant par formes pharmaceutiques et en indiquant à chacune d'elles les principaux types ; les précautions à prendre pour les *préparer*, les *administrer* et les *conserver*.

Alcoolats (Voir Teintures, page 91.)

Alcoolatures (Voir Teintures, page 91.)

Apozèmes (Voir aussi Tisanes, page 96.)

L'*apozème* diffère des tisanes en ce qu'il est beaucoup plus chargé de principes médicamenteux; et qu'il n'est pas destiné à servir de boisson habituelle au malade : le médecin en détermine le mode d'administration. Leur usage peut être continué pendant plusieurs jours ; ou bien on ne doit les administrer qu'une seule fois; tel est le cas des apozèmes vermifuges.

Apozème blanc. — Décoction blanche de Sydenham.—Cette préparation, d'un usage très-fréquent, surtout dans la médecine des enfants, est employée pour combattre la diarrhée. Elle est toujours délivrée par le pharmacien. Il ne faut pas oublier que cette préparation est longue à exécuter; elle exige au moins trois quarts d'heure : la garde-malade devra donc porter l'ordonnance au pharmacien aussitôt qu'elle lui aura été remise.

Mode d'administration.— Par cuillerée à bouche ou par petits verres, suivant l'ordonnance. Il faut bien agiter la bouteille avant de s'en servir. La cuiller ou la tasse qui aura servi à l'administrer devra être à chaque fois *lavée avec soin et essuyée.* La décoction blanche aigrit en effet très-facilement, et ce qui resterait au fond du vase, donnerait un mauvais goût.

Conservation. — Il faut tenir la bouteille dans un endroit frais et, en été, la conserver bien bouchée et plongée dans un vase plein d'eau froide.

Apozème de Cousso (*contre le ver solitaire*). — *Préparation.* On prend : cousso dose entière, 20 gr., demi-dose, 15 gr., que l'on place dans un vase de *faïence* ou de *porcelaine* muni d'un couvercle ; puis, on porte un quart de litre d'eau à l'ébullition et on en jette environ un tiers sur le cousso ; on ferme le vase et on laisse infuser 20 minutes. Cette première opération a pour but de bien mouiller et de faire gonfler le cousso ; on ajoute alors le reste de l'eau bouillante ; on couvre et on laisse infuser toute la nuit. On commence, en général, cette préparation le soir pour que l'apozème soit prêt le lendemain matin.

Mode d'administration. — Le malade doit être à jeun et même n'avoir pas dîné la veille. On doit lui faire absorber la pâtée épaisse, eau et cousso : en une seule fois, s'il le peut, ou bien en plusieurs fois, mais dans le courant d'une demi-heure. S'il éprouve des nausées, il faut le faire mordre à pleines dents dans un citron; ce moyen réussit presque toujours et prévient le vomissement. Le remède une fois absorbé, le malade doit marcher; il faut éviter de boire malgré la soif que peut provoquer l'ingestion de cette bouillie épaisse. Une heure environ après, on administre de l'huile de ricin, 30 à 45 gr.

Aussitôt que les coliques qui précèdent l'expulsion du ver se font sentir, il faut faire marcher de nouveau, puis placer commodément le malade sur un vase ou une chaise percée, car les coliques peuvent être violentes et les efforts de défécation durer longtemps. Il ne faut jamais tirer sur le ver s'il ne sort pas rapidement. Un très-bon moyen, pour favoriser l'opération, consiste à remplir le vase d'eau chaude.

Lorsque le ver est expulsé, il faut le laver avec soin et le conserver pour que le médecin puisse l'examiner et s'assurer si la *tête* a été rendue. La garde ou l'infirmière ne devra jamais essayer de dérouler le ver elle-même.

Il est toujours prudent, surtout si le malade est une femme, de préparer de l'éther, du vinaigre, etc., car il arrive fréquemment qu'au moment de l'expulsion il se déclare des spasmes nerveux, souvent très violents.

APOZÈME DE RACINE DE GRENADIER (*contre le ver solitaire*). — *Préparation.* On prend la racine de grenadier (ordinairement 60 gr.), cassée en petits morceaux et on la fait macérer 12 heures dans trois quarts de litre d'eau ; on porte ensuite à l'ébullition et on fait réduire à un demi-litre.

Mode d'administration. — Après refroidissement, on passe cette décoction à travers un linge fin et on fait prendre en deux ou trois fois, de manière à ce que le patient prenne le tout en une demi-heure. — Pour l'administration de l'huile de ricin et pour le reste, on se conforme à ce que nous avons dit en parlant du cousso.

APOZÈME D'OSEILLE COMPOSÉ (*Bouillon aux herbes*). — *Préparation :*

Feuilles fraîches d'oseille............	40	grammes.
— — de laitue...........	20	—
— — de poirée..........	10	—
— — de cerfeuil	10	—

Lavez dans l'eau, puis faites bouillir jusqu'à cuisson dans un litre d'eau ; passez et ajoutez : beurre frais, 5 gr.; sel de cuisine, 2 gr.

Mode d'administration. — A prendre par tasses, tiède ou chaud, pour faciliter l'action des purgatifs : on commence à administrer ce bouillon une demi-heure après l'ingestion du purgatif.

Bouillons.

Les bouillons sont des tisanes nutritives qui ont pour base la chair des animaux. On emploie de préférence celles des jeunes (poulet, veau), le bouillon est plus léger et plus facile à digérer.

Préparation. — Pour obtenir de bon bouillon, le choix de l'eau n'est pas indifférent : il faut employer une eau filtrée, de bon goût, pas trop calcaire. On y ajoute 4 à 5 gr. de sel de cuisine par litre. On doit placer la viande dans l'eau *froide* qu'on porte peu à peu à l'ébullition dans un vase de terre ou de fonte émaillée, que l'on chauffe *lentement*, que l'on peut couvrir au besoin. Dans ces conditions, tous les principes *solubles* de la viande, et en particulier l'albumine (analogue au blanc d'œuf), peuvent passer dans l'eau qui deviendra le bouillon. Si, au contraire, on plongeait brusquement la viande dans l'eau bouillante, l'albumine serait coagulée dans les couches extérieures et formerait une espèce de vernis qui s'opposerait à l'exsudation des sucs : on aurait alors de bonne viande, mais de fort mauvais bouillon.

Cataplasmes.

Les *cataplasmes* sont des médicaments réservés pour l'usage externe. Ils ont la consistance d'une pâte molle et sont obtenus en délayant des farines ou des poudres dans l'eau tiède pure ou tenant en dissolution des substances médicamenteuses.

On applique les cataplasmes à même la peau lorsqu'ils doivent recouvrir une faible surface, comme la main, l'avant-bras; autrement, et dans le but d'en rendre le maniement plus facile, on les enveloppe dans un linge spécial, sorte de toile grossière (canevas). Il faut toujours le faire lorsqu'on doit recouvrir la surface du cataplasme avec de l'onguent ou de la pommade.

On doit faire les cataplasmes suffisamment mous pour qu'ils puissent se mouler facilement sur la partie où ils sont appliqués. Ils ne doivent cependant pas être assez liquides pour couler et passer au travers du linge. Dans le but d'éviter un refroidissement ou une dessiccation trop rapides, on les recouvre fréquemment de taffetas gommé.

Très-souvent, on ajoute aux cataplasmes des substances liquides, des pommades et des onguents, qui sont étendus à la surface; il en est de même des extraits que l'on a soin de délayer auparavant dans un peu d'eau.

Deux moyens peuvent être employés pour confectionner un cataplasme. On peut faire avec un peu d'eau froide et la substance une pâte épaisse à laquelle on ajoute peu à peu de l'eau chaude jusqu'à ce que le mélange ait acquis une consistance et une température convenables, ou bien on délaye la substance dans l'eau froide, de façon à former une bouillie claire, et l'on fait chauffer en remuant continuellement.

Cataplasme d'amidon ou de fécule. — On prend un litre d'eau dont on conserve à part 5 à 6 cuillerées, on porte cette eau à l'ébullition; puis on y verse peu à peu l'amidon délayé dans l'eau prise à part; on fait bouillir quelques instants de façon à obtenir un empois transparent.

Cataplasme de ciguë et autres poudres. — On délaye une quantité suffisante de poudre dans un peu d'eau bouillante et après quelques instants de contact, quand la poudre est humectée, on ajoute assez d'eau pour obtenir une consistance convenable.

Cataplasme de farine de graine de lin. — On peut délayer la farine dans l'eau froide et faire chauffer en remuant continuellement jusqu'à ce qu'on ait obtenu la consistance et la température voulue; on ajoute au besoin, soit de l'eau, soit de la farine. Ou bien on délaye la farine dans l'eau de façon à obtenir une pâte épaisse, qu'on éclaircit et qu'on échauffe en y versant peu à peu de l'eau chaude.

Cataplasmes laudanisés. — On les obtient en arrosant la surface du cataplasme préalablement renfermé dans un linge avec la quantité prescrite de laudanum.

N. B. On additionne de même les cataplasmes avec des huiles narcotiques, du baume tranquille par exemple; on peut alors incorporer cette huile à la pâte même du cataplasme. — Les médicaments actifs (extraits, alcaloïdes) seront toujours déposés à la surface du cataplasme.

Cataplasme de mie de pain. — On fait cuire la mie de pain dans de l'eau, du lait, ou une décoction de guimauve.

Cataplasme de farine de moutarde ou sinapisme. — On délaye la farine de moutarde dans l'eau froide de façon à former une pâte épaisse dans laquelle on verse peu à peu de l'eau chaude de manière à obtenir une température et une consistance convenables, on enferme dans un linge à mailles lâches et on applique le sinapisme ainsi obtenu.

Suivant l'indication du médecin, on doit promener les sinapismes, c'est-à-dire les changer de place aussitôt qu'ils ne peuvent plus être supportés par le malade ; ou bien, au contraire, les maintenir en place un temps déterminé, quelle que soit la douleur qu'ils causent.

Le *cataplasme sinapisé* est un cataplasme de farine de lin, contenu dans un linge et à la surface duquel on répand une légère couche de farine de moutarde avant de procéder à son application.

On se sert beaucoup aujourd'hui de moutarde en feuilles ou sinapismes instantanés; il suffit de tremper dans l'eau tiède ou froide cette feuille de papier et de l'appliquer sur la peau au moyen d'une bande. Il faut bien veiller à leur action et ne pas trop la prolonger, car on obtient facilement de la vésication et des brûlures quelquefois assez profondes.

Cérats (Voir **Pommades**).

Collutoires.

Les *collutoires* sont des médicaments dont la consistance est molle, analogue à celle du miel, et qui sont destinés à être appliqués sur les gencives, sur la langue ou dans l'arrière-bouche. Les collutoires sont toujours préparés par le pharmacien.

Mode d'application. — L'application des collutoires sur les gencives peut être faite avec le doigt et par le patient lui-même; mais lorsqu'il s'agit de les porter sur la base de la langue, à l'entrée du gosier, il devient nécessaire de faire usage du pinceau.

On peut employer les pinceaux de blaireau montés sur un tuyau de plume. Il est facile d'augmenter leur longueur en les fixant sur un petit manche en bois (un porte plume par exemple). Ces pinceaux remplissent très-bien le but lorsqu'il s'agit de faire une simple application du collutoire; mais s'il faut frotter de façon à détacher un enduit épais, des fausses membranes, etc., ils deviennent insuffisants.

On peut alors avoir recours au moyen suivant. On prend une baleine plate (une baleine de corset qui présente à son extrémité un petit trou) et on garnit son extrémité d'une petite bande de toile rude, large de deux centimètres environ. On la fixe solidement avec un fil qui la traverse plusieurs fois et que l'on passe dans le trou de la baleine. On obtient ainsi un très-bon pinceau, rude, à manche flexible, avec lequel on peut exercer une pression assez énergique sans craindre de blesser la muqueuse.

On peut encore fixer à l'extrémité d'une baleine ou d'un petit manche en bois un morceau de tube de caoutchouc long de 2 à 3 centimètres, ou bien garnir avec de la ouate. Quel que soit le genre de pinceau employé, il suffit de le tremper dans le collutoire. On aura soin de bien agiter avec ce même pinceau, car le plus souvent la préparation contient un sel qui n'a pu être entièrement dissous et qui tombe au fond du vase. Après chaque application, il est nécessaire de laver le pinceau dans l'eau pure et de l'égoutter ensuite. Il ne faut pas, après le badigeonnage, plonger de nouveau le pinceau dans le collutoire et l'y laisser séjourner pour éviter qu'il ne se dessèche. On souillerait ainsi le médicament. Il ne faut pas non plus le laisser sécher à l'air sans l'avoir lavé, car alors le collutoire sèche, le pinceau devient raide et peut écorcher la muqueuse, lors de l'application suivante.

Les pinceaux de ouate seront renouvelés à chaque badigeonnage.

Colluloire boraté.—On mélange aussi bien que possible 10 gr. de borax avec 10 gr. de miel blanc.

Collyres.

Les *collyres* sont des médicaments destinés au traitement des maladies des yeux et des paupières. Ils sont liquides, mous (pommades), ou solides, et sont, pour ainsi dire, toujours préparés par le pharmacien. Il n'y a qu'un petit nombre de liquides destinés à être appliqués en compresses ou à laver largement les yeux qui sont préparés par la garde-malade, par exemple l'eau de sureau, de mélilot, etc. On prépare ces eaux par infusion (Voir Tisanes) ; il faut avoir soin de faire usage d'eau filtrée, de préparer l'infusion dans un vase de faïence ou de porcelaine et de passer à travers une mousse-line très-fine que l'on aura auparavant lavée à l'eau pure. Ces infusions se conservent assez mal; elles devront être renouvelées au moins tous les jours, et il ne faut pas attendre pour cela qu'elles soient devenues troubles et un peu visqueuses.

Mode d'emploi.— *Collyres liquides.*—Ils peuvent être instillés par gouttes dans les yeux ou bien servir à les baigner largement.

Instillation. — Cette opération consiste à laisser tomber dans l'œil malade quelques gouttes de collyre, qui doivent pénétrer sous les paupières.

On se sert pour cela d'un compte-gouttes, petit tube en verre, effilé d'un côté et garni de l'autre d'un petit tube en caoutchouc; on plonge la pointe de cet instrument dans le liquide et en pressant avec les doigts la garniture de caoutchouc, on détermine la sortie de l'air contenu dans le tube; cet air s'échappe à travers le liquide sous forme de petites bulles. On cesse alors de presser le tube, en maintenant toujours la pointe de l'instrument dans le liquide; le caoutchouc revient sur lui-même et aspire le liquide, on retire alors et, en pressant légèrement sur le caoutchouc, on détermine gouttes par gouttes la sortie du collyre.

Pour instiller le liquide, on renverse en arrière la tête du patient, l'on applique la pointe du compte-gouttes contre l'angle interne de l'œil (près de la racine du nez), on fait alors tomber le nombre de gouttes prescrit, ayant bien soin que le liquide pénètre entre les paupières ; on facilite du reste sa diffusion en passant le doigt longitudinalement sur l'œil et en pressant légèrement.

On peut également renverser la tête, écarter les paupières avec le pouce et l'index de la main gauche et faire tomber le collyre sur le globe de l'œil, avec le compte-gouttes, tenu quelques centimètres au-dessus. On recommande ensuite au patient de battre plusieurs fois de la paupière.

Si l'on n'a pas de compte-gouttes à sa disposition, on peut se servir d'un tuyau de plume d'oie ou même d'un papier que l'on roule entre les doigts. On peut également, mais ce moyen exige un peu d'habitude, faire tomber directement les gouttes avec le flacon, en retirant légèrement le bouchon.

Lorsque le collyre est destiné à baigner largement l'œil, on en verse une quantité suffisante dans une œillère en cristal ou en porcelaine ; le patient s'incline en avant et applique le pourtour de l'œil contre les bords de l'œillère ; il redresse alors la tête et fait battre plusieurs fois la paupière de façon à ce que le liquide mouille parfaitement le globe de l'œil, il se penche ensuite de nouveau pour enlever l'œillère sans répandre de liquide. — A défaut d'œillère on se sert d'un coquetier ou mieux d'une cuillère en argent.

Conservation. — Le maniement des collyres exige beaucoup de précaution et surtout beaucoup de propreté. — Les collyres ont pour véhicule des eaux distillées et s'altèrent très-facilement ; il se forme des moisissures, des filaments blanchâtres ; le liquide devient visqueux. On doit le jeter aussitôt qu'il commence à s'altérer. Il faut les conserver en flacon bien bouché et les tenir à *l'abri de la lumière* ; le pharmacien a, du reste, le soin de placer dans des flacons jaunes ceux qui sont altérables par cet agent.

Il faudra essuyer avec le plus grand soin le compte-gouttes avant de le plonger dans le collyre. Si les instillations doivent être répétées fréquemment, il est bon de passer le compte-gouttes dans un bouchon et de le tenir plongé dans le flacon ; il faut, dans ce dernier cas, en laissant tomber les gouttes dans l'œil ne pas faire toucher l'instrument aux paupières, il pourrait se charger de substances malpropres qui, portées dans le collyre, deviendraient une cause d'altération.

Les collyres seront de préférence placés dans des flacons fermant à l'émeri ; lorsqu'on ouvre le flacon pour prendre du liquide, il faut poser le bouchon sur une petite soucoupe afin qu'il ne s'y attache aucune poussière. Le bouchon en liége sera placé verticalement, l'extrémité qui plonge dans le flacon tournée en haut. Si l'on fait usage d'une œillère il faut bien l'essuyer. — Ne jamais remettre dans le flacon l'excédant du collyre qui restera dans l'œillère après qu'on en a fait usage.

Les *collyres mous* ou *pommades ophthalmiques* sont toujours préparés par le pharmacien. L'application doit être faite avec le doigt. — On emploie à chaque fois gros comme un grain de blé de pommade.

L'application peut être faite sur le bord libre des paupières, il suffit alors de passer plusieurs fois le doigt imprégné de pommade.

S'il faut appliquer la pommade sur le bord interne des paupières, on les retournera préalablement ; on les écartera largement si la pommade doit être mise en contact avec l'œil. — Il faut faire renouveler fréquemment ces pomma-

des et bien veiller à ce qu'elles ne soient jamais
rances. Il faudra tenir toujours le pot bien couvert.

Collyres secs.—Ils sont constitués par des poudres très-fines que l'on doit faire pénétrer dans
l'œil; on peut en faire l'application au moyen
d'un pinceau de blaireau; on le trempe dans
cette poudre et on le passe rapidement sur le
globe de l'œil, on le secoue ensuite pour le débarrasser de l'excédant de poudre; ou bien encore
on place une petite pincée de poudre dans un
tuyau de plume d'oie et on insuffle dans l'œil.

Emplâtres.

Les *emplâtres* sont des médicaments réservés
pour l'usage externe et qui ont pour base un
mélange de corps gras et résineux, ou un savon
de plomb.

Les emplâtres sont toujours délivrés par le
pharmacien sous forme d'écussons dont la forme
et la dimension est indiquée par le médecin. Le
rôle de la garde-malade se borne donc à les appliquer, à les laisser en place un temps déterminé et à les panser.

Emplâtre de belladone, de ciguë, de digitale, de Vigo, etc. — Suivant la prescription du médecin, ces emplâtres sont étendus sur peau blanche, entourés d'un rebord de diachylon, ou bien sur sparadrap de diachylon. Il faut bien nettoyer l'endroit où on doit les appliquer et surtout bien le dessécher; on se servira au besoin d'un linge de flanelle chaud.

On applique ensuite l'emplâtre; en hiver, il est bon de le présenter quelques instants au feu, afin de le ramollir et de le rendre plus adhésif.

Si le lieu d'application n'est pas une surface plane, on pratique des entailles sur tout le pourtour de l'emplâtre afin qu'il puisse mieux être appliqué sur la peau. Dans tous les cas, il est bon de le maintenir en place au moyen d'un bandage approprié. — Ces emplâtres ne produisent pas d'éruption, il n'y a donc pas de pansement à faire. Lorsqu'on les enlève, il suffit de nettoyer la peau avec un linge imbibé d'huile ou d'eau alcoolisée.

Emplâtre ou mouche d'opium. — On la délivre l'écusson tout fait sur taffetas noir; il suffit d'humecter légèrement les bords, de les entailler au besoin, on appuie légèrement avec la paume de la main jusqu'à ce que l'adhérence soit suffisante. Aussitôt l'emplâtre enlevé, il est bon de le jeter immédiatement au feu afin de prévenir tout accident.

Emplâtre de poix de Bourgogne. — Mêmes précautions que pour appliquer l'emplâtre de belladone. Cet emplâtre détermine une légère cuisson et souvent même une petite éruption. Lorsqu'on le retire, on peut saupoudrer la peau avec un peu d'amidon ou de fécule de pomme de terre. — Si l'éruption est assez abondante et qu'il se manifeste un peu de suintement, on panse avec une feuille de papier brouillard enduite de cérat.

Emplâtre de thapsia. — Cet emplâtre très-mince est très-adhésif; il suffit de bien dessécher la peau et de l'appliquer à l'endroit désigné. Si cet endroit est couvert de poils abondants, il est bon de les couper un peu. On doit laisser en place le temps fixé par le médecin. Le thapsia détermine une éruption milliaire intense et cause une démangeaison atroce qui commence en général 12 heures après l'application. Il est bon d'appliquer cet emplâtre au moment du coucher; de cette façon, la nuit n'est pas troublée. — L'éruption intense se manifeste sous l'emplâtre et tout autour, souvent assez loin du lieu d'application.

La peau du visage est très-sensible à l'action du thapsia, aussi doit-on éviter d'y porter les mains après avoir touché à un emplâtre. Très-souvent, il n'est pas possible de laisser l'emplâtre appliqué aussi longtemps que le médecin l'a indiqué, la démangeaison devenant intolérable. Après qu'on l'a enlevé, on doit tremper un linge rude dans l'huile d'amande douce ou d'olive, et frotter la peau de manière à enlever toutes les particules résineuses qui ont pu se détacher de l'emplâtre et qui, en restant adhérentes à la peau, entretiendraient la démangeaison.

On panse en saupoudrant largement avec de l'amidon; si l'éruption est suivie de production de sérosité, on panse avec du papier brouillard et du cérat.

Emplâtre vésicatoire. — (Voir le tome II, p. 73.)

Émulsions.

Les *émulsions* sont des liquides d'apparence laiteuse tenant en suspension une *huile* ou une *résine.* Il y a des émulsions *naturelles*, par exemple, le lait, le lait d'amandes, et des *émulsions artificielles* : tel est le cas d'une émulsion d'huile de ricin obtenue au moyen d'un jaune d'œuf.

On emploie très-souvent le lait d'amandes, qui convenablement sucré et aromatisé, constitue le *looch blanc*. Ce looch simple ou contenant un médicament actif (kermès, oxyde blanc d'antimoine) est toujours préparé par le pharmacien.

Mode d'administration. — Les loochs sont donnés au malade par cuillerées à bouche ou à dessert, suivant l'indication du médecin. Il faut, surtout lorsque le looch renferme une poudre insoluble, toujours bien agiter la bouteille.

Conservation. — Le looch est une préparation très-altérable : en hiver, il faut conserver la fiole dans une pièce où il n'y a pas de feu ; en été, il faut la tenir plongée dans un vase plein d'eau froide. La cuiller qui sert à l'administration doit être lavée et essuyée toutes les fois.

Emulsion de jaunes d'œuf. — Lait de poule. — Préparation. — On prend un jaune d'œuf et on le bat dans un bol avec environ deux cuillerées d'eau froide. Pendant ce temps, on fait chauffer environ un verre d'eau, on y fait fondre deux morceaux de sucre et on verse cette eau par petit filet sur le jaune d'œuf en battant sans cesse ; l'eau ne doit pas être assez chaude pour cuire l'œuf : on aromatise avec une cuillerée d'eau de fleurs d'oranger.

On administre en une seule fois. Doit être préparé au moment du besoin.

Emulsion d'huile de ricin. — On place dans un bol l'huile de ricin avec le jaune d'œuf (environ un jaune pour deux cuillerées d'huile), et l'on bat énergiquement. Puis, au bout de quelques instants, on ajoute, par petit filet, de l'eau tiède, tout en continuant à battre. Là se borne la préparation si elle est destinée à être administrée en lavement, autrement on la sucre et on l'aromatise avec de l'eau de fleur d'oranger ou de menthe.

Emulsion de scammonée. — On place dans un bol la quantité de scammonée prescrite par le médecin et au moyen d'une cuiller en bois on la triture avec un petit morceau de sucre ; on ajoute goutte à goutte du lait ; puis, lorsque l'émulsion est faite, on verse le lait plus rapidement : en tout un demi-verre environ. — A faire prendre en une seule fois.

Fomentations.

On désigne sous le nom de fomentations, des liquides médicamenteux destinés à être appliqués en *compresses ordinairement chaudes*, sur certaines parties du corps; le même mot désigne également l'action d'appliquer ces médicaments. On dit: Faire une fomentation. Les fomentations sont habituellement constituées par des décoctions aqueuses, plus rarement par des liquides alcooliques ou du vin.

Fomentation émolliente. — Faites bouillir, pendant dix minutes, 30 grammes d'espèces émollientes (1) dans un litre d'eau et passez.

Fomentation avec la morelle et le pavot.—On fait infuser, une heure, dans un litre d'eau bouillante, 15 grammes de feuilles de morelle et 15 grammes de capsules de pavots, dont on a jeté les graines.

Les *fomentations narcotiques*, celles de *bella-*

(1) Feuilles de mauve, guimauve, bouillon-blanc, seneçon commun, pariétaire.

done, ciguë, etc., se préparent en faisant infuser, durant deux heures, 30 grammes de ces feuilles dans un litre d'eau bouillante.

Fomentation de noyer. — Faites infuser, une heure, 30 grammes de feuilles dans un litre d'eau.

Fomentation de sureau. — Faites infuser, une demi-heure, 10 grammes de fleurs de sureau dans un litre d'eau bouillante.

Fomentation vinaigrée. — Versez un quart de litre de vinaigre dans un litre d'eau.

Fomentation vineuse. — Faites fondre 100 grammes de miel dans un litre de vin rouge.

Manière de faire une fomentation. — On fait chauffer le liquide et on en imbibe des compresses épaisses que l'on applique sur l'endroit désigné. On les remplace par d'autres lorsqu'elles commencent à se refroidir. — On prévient un refroidissement trop prompt en les recouvrant de taffetas gommé.

Fumigations.

La *fumigation* consiste en un dégagement de gaz ou de vapeurs que l'on dirige sur une partie du corps ou bien qu'on laisse se mélanger à l'air d'un appartement. Dans ce dernier cas, elles servent à purifier et désinfecter l'air, ou bien à y introduire des principes médicamenteux qui sont respirés par le malade.

Fumigation désinfectante avec le chlore. — On place dans des assiettes une couche mince de chlorure de chaux et on l'arrose avec de l'eau contenant un peu de vinaigre.

Fumigations humides. — On fait bouillir les plantes dans l'eau et, au moyen d'un tuyau, on dirige la vapeur sur les parties indiquées. Pour une fumigation de jambes, on peut placer dans un grand baquet un vase en terre renfermant l'eau bouillante et les substances ; le malade met les jambes de chaque côté et on l'entoure avec un drap.

Fumigation de goudron. — On place dans un vase de l'eau et du goudron et l'on fait bouillir sur un réchaud au milieu de la chambre du malade.

FUMIGATIONS SÈCHES. — *Fumigation de benjoin.* — On jette du benjoin concassé sur des charbons ardents, on reçoit les vapeurs sur un linge de flanelle avec lequel on fait des frictions énergiques.

Fumigations de genièvre. — On place des charbons ardents dans une bassinoire, on y projette des baies de genièvre et on promène entre les draps.

Gargarismes.

Les *gargarismes* sont des médicaments liquides destinés à baigner la bouche et l'arrière-bouche et que l'on rejette ensuite. Ils diffèrent des collutoires dont nous avons parlé (Voir page 16) en ce qu'ils sont plus liquides et qu'il entre de l'eau dans leur composition.

La *préparation* des gargarismes est toujours très-simple et souvent elle est confiée à la garde-malade ; ils se composent en général d'une substance active (alun, chlorate de potasse) dissoute dans une infusion ou décoction (*roses de Provins, feuilles de ronces*) et édulcorée avec un sirop (*sirop de mûres* ou *miel rosat*). On commence par préparer l'infusion ou la décoction ; on passe à travers un linge ; on fait fondre le sel et on ajoute ensuite le sirop ou le miel.

Gargarisme adoucissant.—Faites bouillir une tête de pavot (sans les graines) et 15 grammes de racines de guimauve (deux pincées environ) dans un demi litre d'eau ; réduisez à un quart de litre, passez et ajoutez 30 grammes de miel blanc (une grande cuillerée à bouche.)

Gargarisme aluné astringent.—Faites infuser

10 grammes de roses de Provins dans un quart de litre d'eau bouillante (ne pas prendre un vase en fer); passez, faites fondre 4 grammes d'alun et ajoutez 50 grammes de miel rosat.

Gargarisme boraté. — Faites bouillir 10 grammes de racine de guimauve dans 1/4 de litre d'eau; ajoutez 8 grammes de borax et 30 grammes de miel.

Gargarisme au chlorate de potasse. — Faites dissoudre 10 grammes de chlorate de potasse dans 250 grammes d'eau et 50 grammes de sirop de mûres.

Manière d'employer un gargarisme. — On met dans un verre environ deux cuillerées du gargarisme et on le verse dans la bouche après avoir fait toutefois une forte inspiration. On renverse alors la tête en arrière et on ouvre largement la bouche en même temps qu'on chasse par cette voie tout l'air inspiré ; le liquide pénètre assez profondément sans pouvoir toutefois s'introduire dans la trachée, grâce au courant d'air qui le rejette sans cesse.

Conservation. — Les gargarismes doivent être tenus au frais, autrement ils *tournent* et *aigrissent* assez facilement.

Gelées.

Les *gelées* sont des médicaments qui ont pour base la gélatine (animale), la pectine (fruits) ou des principes mucilagineux.

Ces préparations sont surtout des aliments, et peuvent être préparées par la garde-malade.

1º GELÉES ANIMALES. — *Gelée de corne de cerf.* — On fait bouillir 250 grammes de corne de cerf râpée, dans deux litres d'eau bouillante, jusqu'à réduction à un litre; on passe dans un linge en exprimant fortement; on ajoute 1/4 de livre de sucre et le jus d'un citron, on clarifie au blanc d'œuf, puis on concentre jusqu'à ce qu'un peu de liquide déposé sur un corps froid, se prenne en gelée. On ajoute enfin le zeste du citron pour aromatiser et, après quelques instants de contact, on passe et on laisse refroidir.

Gelée simple. — On prend 30 grammes de grenétine (gélatine de premier choix), on la coupe par petits morceaux et on la fait fondre dans une livre et demie d'eau bouillante, on ajoute alors 500 gr. de sucre et deux grammes d'acide citrique. On clarifie au blanc d'œuf et l'on passe. On aromatise à volonté : avec des zestes d'oranges, de citrons, etc., etc.

2° GELÉES VÉGÉTALES. — *Gelée d'amidon.* — Délayez 30 gr. d'amidon dans deux cuillerées d'eau froide et versez dans un demi-litre d'eau sucrée et bouillante. On aromatise comme précédemment ou avec quelques gouttes d'alcool aromatique.

Gelée de Carragaheen, fucus crispus, ou *lichen perlé.* — On fait bouillir 25 grammes de carragaheen dans un demi-litre d'eau, jusqu'à réduction à moitié, on y fait fondre 60 grammes de sucre, on passe et on aromatise.

N. B. — Sur l'indication du médecin on peut remplacer l'eau par du lait.

Gelée de lichen amère. — On prend 60 grammes de lichen et on le lave à l'eau froide pour enlever le sable et la poussière, puis on le fait bouillir dans un litre d'eau pendant une heure, on passe avec expression, on ajoute 125 grammes de sucre, et on évapore en consistance convenable ; on doit obtenir environ 250 grammes de gelée. — Si la consistance n'est pas convenable, on peut y ajouter 4 grammes de colle de poisson.

Gelée de lichen non amère. — Opérez comme

pour la gelée amère, seulement on fait une première décoction de lichen (20 minutes environ), on jette cette eau, et on fait une seconde décoction d'une demi-heure, avec laquelle on termine la gelée, on ajoute la colle de poisson au besoin.

Gelées de fruits acides : groseilles, framboises, vulgairement *confitures* : préparations alimentaires connues.

Conservation. — Les gelées, sauf celles de fruits acides, se conservent fort mal ; il faut les renouveler tous les jours et les tenir au frais.

Glycérolés (Voir Pommades).

Huiles médicinales.

Ces huiles sont délivrées par le pharmacien. Nous n'avons qu'à donner quelques renseignements sur la manière de les administrer, ou de s'en servir, si elles sont destinées à un usage externe.

Huile de Cantharides. — Cette huile est employée en frictions révulsives et comme léger vésicant. Les frictions peuvent être faites avec le doigt ; un linge rude est toujours préférable. La garde-malade aura le soin de bien se laver les mains après chaque application. La bouteille devra être tenue sous clef afin de prévenir toute confusion.

Huile de Croton. — Lorsqu'elle est délivrée en nature, elle est toujours destinée à faire des frictions révulsives. Cette huile est d'une énergie excessive et son application détermine partout une éruption intense et abondante. Il faut éviter de l'appliquer avec les doigts. Les onctions ou frictions seront faites avec un pinceau ou un petit tampon de linge rude que l'on fixe à l'extrémité d'une baguette en bois.

Il faut toujours se laver les mains après chaque application, veiller à ce que le malade ne se gratte pas et surtout ne porte pas ensuite ses doigts à sa figure. La petite fiole devra être tenue sous clef et *brisée* lorsqu'elle sera vide. Après la friction avec l'huile, on recouvre la place avec un linge fin ou une feuille de ouate. Lorsque l'éruption est produite, on peut saupoudrer avec de l'amidon, et s'il s'établit un petit suintement, avec du papier brouillard recouvert de cérat.

Huile de foie de morue. — *Administration.*

— Un des meilleurs moyens est le suivant. On prépare un mélange de huit parties d'eau-de-vie pour deux parties d'eau ; on peut aromatiser à la menthe. On plonge la cuiller dans ce mélange, avec lequel on fait rincer plusieurs fois la bouche, de façon à la débarrasser de la salive et des mucosités attachées à la langue et aux gencives. On remplit alors la cuiller d'huile, on la porte dans la bouche aussi profondément que possible et on avale en penchant la tête en arrière ; immédiatement après, on boit une ou deux gorgées du mélange d'eau et d'eau-de-vie.

Grâce à cette précaution, l'huile glisse dans l'arrière-bouche et à la base de la langue, sans y séjourner (à cause de l'eau qui l'imprègne), et sa saveur n'est point perçue. On peut encore faire pincer le nez pendant la déglutition, faire croquer après l'injection une pastille de menthe fortement aromatisée.

Huile de ricin. — Un assez grand nombre de moyens ont été indiqués pour administrer facilement l'huile de ricin. Voici les meilleurs :

1° *Dans un lait de poule* : on bat dans un bol l'huile de ricin avec un ou deux jaunes d'œuf suivant la quantité, puis on y verse peu à peu de l'eau tiède en agitant toujours, de façon à former une émulsion; on aromatise avec une cuillerée d'eau de fleurs d'oranger.

2° *Dans du bouillon* : on prend du bouillon froid que l'on passe au travers d'un linge mouillé, dans le but d'enlever entièrement la graisse : on sale et on poivre assez fortement ce bouillon; au besoin, on y met un ou deux clous de girofles et on porte à l'ébullition. On retire alors du feu, on ajoute l'huile de ricin et l'on bat continuellement, jusqu'à ce que le bouillon soit devenu assez peu chaud pour être avalé; le temps du refroidissement est assez long et assure, par la longueur qu'il force à donner à l'agitation, la division parfaite de l'huile.

3° *Dans du café* : On fait du café noir trèsfort, sans sucre, on y verse l'huile, on bat bien et on administre.

4° *Dans du jus de citron :* on exprime le jus d'un citron, on le passe à travers un linge, pour retenir les parties grossières de parenchyme et les semences, et on le place dans un verre; on verse dessus l'huile de ricin qui surnage, on fait rincer la bouche avec un peu d'eau et on fait avaler le mélange d'un seul trait : l'huile passe en premier lieu, puisque c'est elle qui se présente d'abord à la bouche, puis le jus de citron qui balaye l'huile et, par son goût acide, en masque la saveur et prévient les nausées.

Huiles essentielles.

Huiles essentielles ou *essence de térébenthine.* On l'emploie quelquefois en friction.

Cette essence est facilement inflammable ; il faut donc prendre des précautions si l'on fait la friction près du feu, comme cela arrive souvent ; si le malade est au lit, éviter d'approcher trop près une lumière.

Injections.

Les *injections* sont des médicaments liquides destinés à être introduits dans les cavités naturelles du corps au moyen d'un instrument spécial qui les chasse en jet et permet de les faire pénétrer profondément. Le même mot désigne également l'action d'administrer ce médicament.

La *nature du liquide,* qui sert à faire des injections, est assez variable. On emploie en effet : des infusions ou des décoctions, des solutions aqueuses, des liquides hydro-alcooliques, du vin, du lait.

On désigne ordinairement les injections par le nom de la cavité dans laquelle elles doivent être introduites. On dira *injections uréthrales, vaginales, nasales, auriculaires,* etc. Les *injections rectales* sont désignées sous le nom de *lavements.* Il n'y a guère que les injections uréthrales dont le dosage demande beaucoup d'exactitude, qui soient préparées par le pharmacien ; les autres sont ordinairement faites au moment du besoin par la garde-malade, ou par le malade lui-même.

Injections uréthrales.—On les administre avec des seringues en verre, à piston, ou avec de petites poires en caoutchouc munies d'une canule spéciale.

Pour bien prendre une injection, le malade commence par uriner, puis il s'assied sur l'angle d'une chaise de telle façon que cet angle presse sur le périnée; alors, il remplit la seringue au plus *à moitié* (un tiers suffit la plupart du temps); il la prend entre le pouce et le médius de la main droite, en appuyant sur le piston avec l'index ; — cela fait, il saisit la verge de la main gauche, maintient l'extrémité du gland avec le pouce et l'index et en écartant légèrement les deux lèvres du méat, il introduit la petite canule; il presse alors les deux lèvres du méat, de façon à bien les appliquer contre la canule, et enfonce lentement le piston. La seringue est retirée en pressant toujours le méat, de façon à retenir l'injection le temps prescrit, de 2 à 5 minutes ; ensuite on laisse écouler le liquide.

Lorsque l'injection renferme des substances insolubles (sous-nitrate de bismuth, sulfate de plomb), il faut avoir soin de bien agiter la bouteille avant de remplir la seringue : l'injection est administrée de la même façon, seulement au lieu de desserrer les doigts brusquement, auquel cas la contraction brusque de l'urèthre projette le liquide au loin, il faut les écarter très-lentement de façon à ce que le liquide s'écoule *seul*, et que le dépôt qui constitue la partie active de l'injection, reste dans le canal. Dans les deux cas, et surtout dans le dernier, il faut réagir contre cette tendance générale des malades à injecter beaucoup trop de liquide : le tiers de la seringue suffit généralement.

Pour remplir la seringue, on peut démonter le piston et boucher avec le doigt la canule : on verse alors le liquide après avoir agité, si cela est nécessaire ; puis, on met en place le piston, sans l'enfoncer, on renverse alors la seringue de façon à tourner la canule en haut ; on enfonce le piston jusqu'à ce que le liquide soit monté jusque dans la canule. Il est préférable de verser un peu de liquide dans un petit vase, un coquetier, et d'aspirer directement en plongeant la canule dedans. Lorsque l'injection est à base de permanganate de potasse ou d'azotate d'argent, il ne faut pas remettre dans la fiole l'exédant du liquide ; et avant de prendre l'injection, il est bon de laver le canal en injectant de l'eau. Cette précaution est nécessaire parce que les mucosités et le pus décomposeraient l'injection qui n'agirait plus sur la muqueuse.

Injections vaginales.—Elles sont presque toujours préparées par la malade ; le médecin fait délivrer la quantité de plante à faire infuser ou bouillir dans un litre d'eau, et si ce liquide doit être additionné de sel, ce sel est divisé en paquets dont on fait fondre un paquet par litre d'injection.

Pour quelques injections à base de sels qui attaqueraient le métal (sublimé, nitrate d'argent), il faut faire usage de seringues en verre, terminées par un bout olivaire percé de trous et sans rétrécissement antérieur qui augmenterait la fragilité de l'instrument.

Dans la plupart des cas, on peut faire usage d'un irrigateur à jet continu, ou bien d'injecteurs à boules de caoutchouc dont le nombre et la variété est aujourd'hui considérable. L'instrument, quel qu'il soit d'ailleurs, est en communication avec un long tube de caoutchouc terminé par une canule flexible en gomme *notre* ou *rouge*; ces dernières, désignées sous le nom de canules anglaises, sont préférables sous bien des rapports. Elles sont terminées par un bout olivaire, percé de trous latéraux.

Un excellent moyen de prendre des injections à grande eau est le suivant: On fixe au mur à une hauteur de deux mètres environ un réservoir de 8 à 10 litres de capacité dans lequel plonge une des extrémités d'un long tube de caoutchouc, maintenu plongé par un poids ; l'autre extrémité de ce tube porte un ajutage sur lequel s'adapte la canule. Un robinet placé vers le tiers inférieur permet d'interrompre le courant d'eau. On emplit le réservoir avec le liquide et l'on peut au besoin faire passer 5 à 6 litres dans le vagin.

La quantité d'eau que l'on doit employer pour une injection est d'environ un litre ; cette eau sera froide ou tiède suivant l'indication du médecin. (Température : 30 à 35 degrés).

Lorsque l'on doit administrer des injections à

une malade alitée, il faut garnir le lit avec une toile cirée ; on introduit un bassin plat entre les cuisses et l'on fait usage d'un irrigateur muni d'un long tuyau.

Si le médecin prescrit des injections pendant un certain temps et que les règles surviennent, il faut lui demander conseil.

Injections nasales. — On peut les administrer avec un irrigateur ou une petite seringue en verre. Comme il n'est pas besoin d'une forte pression, on peut faire usage d'un siphon en caoutchouc ajusté sur une petite canule en os, terminée par un bout olivaire. Le siphon étant amorcé, il suffit d'appliquer la canule à l'entrée d'une narine ; le courant d'eau traverse les fosses nasales et sort par l'autre narine sans pénétrer dans le pharynx, à la condition toutefois qu'on ait soin de respirer par la bouche. Avec un peu d'habitude, on arrive très-aisément à effectuer ces lavages et à faire passer alternativement le courant d'eau d'une narine dans une autre.

Injections auriculaires. — On les administre avec une petite seringue en verre, terminée par une petite olive. On peut aussi, pour laver à grande eau, faire usage d'un irrigateur.

On fait aussi des injections dans les plaies ; le médecin donne, dans ce cas, les instructions nécessaires. On se sert de seringues en métal ou en gutta-percha, quelquefois d'irrigateurs.

Préparation des diverses injections.

Injection à l'acétate de plomb ou eau blanche. — On fait dissoudre dans un litre d'eau de 10 à 30 grammes d'acétate de plomb, ou bien on y verse de *une* à *deux* cuillerées d'extrait de Saturne.

Injection d'alun. — On fait fondre de 15 à 60 grammes d'*alun* pour un litre d'eau.

Injection d'azotate d'argent. — Elle est délivrée par le pharmacien ; on doit se servir d'une seringue en verre, et administrer avant une injection d'eau froide.

Injection calmante. — On fait bouillir dans un litre d'eau 15 grammes de feuilles de morelle et une tête de pavot ; on passe et on ajoute 20 gouttes de laudanum.

Injection au perchlorure de fer. — La quantité de perchlorure est indiquée par le médecin.

Il faut faire usage d'une seringue de verre ou de gutta-percha.

Injection de sublimé. — Elle est délivrée par le pharmacien. Il faut faire usage d'une seringue de verre.

Injection au tannin. — On fait dissoudre de 1 à 5 grammes de tannin pour un litre d'eau, ou bien on fait une décoction de 30 grammes d'écorce de chêne pour un litre.

Lavements.

Les *lavements* sont des médicaments liquides destinés à être introduits dans le gros intestin, par le rectum. Leur introduction est effectuée au moyen d'une seringue, d'un clyso-pompe, ou d'un irrigateur. Lorsqu'ils renferment une substance capable d'attaquer le métal, on se sert d'une seringue de verre ou de gutta-percha,

La quantité d'eau pour un lavement entier est d'un demi-litre : 500 grammes;

La quantité d'eau pour 1/2 de lavement est d'un quart de litre : 250 grammes;

La quantité d'eau pour 1/4 de lavement est d'un huitième de litre : 125 grammes.

Les lavements sont administrés tièdes (30 à

35 degrés) ou bien à la température de la chambre (froids). Il ne faut jamais administrer des lavements qu'un certain temps après le repas ; il est bon de demander sur ce point conseil au médecin. Lorsque le malade est alité, on le fait coucher sur le côté droit pour lui administrer le lavement. Toutes les fois que le lavement n'est pas destiné à produire un effet purgatif, mais qu'il est destiné à faire absorber un médicament, il faut qu'il soit conservé le plus longtemps possible ; dans ce cas, on réduit la quantité de liquide et on administre auparavant un lavement simple pour vider le rectum.

Les lavements sont presque toujours préparés par la garde-malade, sauf pour quelques-uns qui demandent un dosage rigoureux ou dont la préparation est délicate.

Lavement adoucissant ou au *jaune d'œuf*. — On délaye trois jaunes d'œuf dans un demi-litre d'eau de son tiède, et on administre.

Lavement d'amidon. — On prend un demi-litre d'eau dont on conserve à part un cinquième et on porte le reste à l'ébullition. On délaye l'amidon dans l'eau mise à part et on verse l'eau bouillante sur ce lait, en agitant quelques instants.

Lavement d'assa fœtida. — Préparé par la

pharmacien. Il faut, après l'administration, avoir soin de bien laver l'instrument.

Lavement d'azotate d'argent. — Préparé par le pharmacien. On doit faire usage d'une seringue de verre ou de gutta-percha.

Lavement au chloral. — Préparé par le pharmacien, dans un quart de lavement. Il est bon d'administrer auparavant un lavement simple, afin que celui au chloral puisse être conservé. Lorsqu'on doit continuer quelque temps l'usage de ce lavement, le pharmacien peut, sur l'indication du médecin, délivrer une solution de chloral, dont on met dans chaque lavement une cuillerée à bouche ; cette cuillerée contient la quantité de chloral nécessaire.

Lavement au chloroforme. — Ce liquide étant très-volatil, il faudra seulement faire tiédir l'eau du lavement et y verser le mélange (de chloroforme et d'alcool) remis par le pharmacien. On peut aussi préparer ce lavement en délayant dans un jaune d'œuf le nombre de gouttes de chloroforme indiquées par le médecin. On divise ensuite ce jaune dans l'eau du lavement.

Lavement anodin des peintres (Charité). — On bat longtemps 190 grammes d'huile de noix avec 375 grammes de vin rouge ; on fait tiédir.

Lavement émollient. — On fait infuser pen-

dant 10 minutes. 30 grammes d'*espèces émollientes* dans un demi-litre d'eau.

Lavement fébrifuge. — Ce lavement, dont la
base est le sulfate de quinine, est préparé par le
pharmacien. Avant de l'administrer, il est bon
de vider le rectum au moyen d'un lavement à
l'eau.

Lavement gélatineux. — On fait dissoudre 15
grammes de colle de Flandre dans un demi-litre
d'eau.

Lavement de guimauve. — Faites bouillir
pendant une demi-heure 15 grammes de racine
de guimauve dans un demi-litre d'eau.

Lavement huileux. — On ajoute 60 grammes
d'huile blanche au lavement émollient.

Lavement d'huile de ricin. — On délaye dans
du jaune d'œuf la quantité d'huile de ricin prescrite par le médecin (on emploie un jaune d'œuf
par deux cuillerées d'huile) et on émulsionne
avec un demi-litre de décoction de graine de lin
ou de guimauve.

Lavement laxatif. — On délaye dans de l'eau
tiède la quantité de miel de mercuriale fixée par
le médecin : ordinairement 100 grammes.

Lavement laudanisé. — On ajoute le nombre
de gouttes de laudanum fixé par le médecin dans
un demi-lavement de guimauve ou d'amidon.

Lavement de lin (graine). — Faites bouillir pendant 10 minutes 15 grammes de graines de lin dans un demi-litre d'eau, passez.

Lavement au miel. — Délayez 100 grammes de gros miel (miel de Bretagne) dans assez d'eau pour obtenir un lavement d'un demi-litre.

Lavement de pavots. — Faites infuser pendant une demi-heure 20 grammes ou une tête de pavot dans un demi-litre d'eau et passez. Il faut jeter les semences.

Lavement au perchlorure de fer. — On verse dans 500 grammes d'eau le nombre de gouttes indiqué par le médecin. On peut administrer avec un irrigateur, l'instrument étant toujours un peu gras, le perchlorure n'a pas le temps d'attaquer le métal.

Lavement purgatif. — On fait infuser 15 grammes de séné dans un demi-litre d'eau bouillante. Cette infusion, qui est prolongée une demi-heure, ne doit pas être faite dans un vase métallique à moins qu'il ne soit étamé ; on passe et on fait dissoudre dans le lavement 15 grammes de sulfate de soude.

Lavement de savon. — On dissout 8 grammes de savon dans un demi-litre d'eau peu calcaire.

Lavement de son. — On fait bouillir 60 grammes de son dans trois quarts de litre d'eau, pendant 10 minutes : on passe avec expression pour retirer un demi-litre de lavement.

Lavement de tabac. — On fait infuser pendant une demi-heure 2 grammes de tabac dans un demi-litre d'eau bouillante.

Liniments.

Les *liniments* sont des médicaments liquides, ou tout au moins de consistance molle, destinés à être appliqués sur la peau, soit par onction, soit par friction. Les liniments sont toujours préparés par les pharmaciens, ils sont constitués en général par des corps gras ou des liquides alcooliques. Il y a deux façons de se servir d'un liniment et il faut toujours demander au médecin laquelle des deux il faut employer.

Onction. — Cette opération consiste à appliquer simplement le liniment sur l'endroit indiqué, et cela sans pratiquer de frictions. On fait cette application avec le doigt, un pinceau ou un petit morceau de flanelle. Dans ce dernier cas, il faut toujours demander au médecin si l'on doit ou non laisser appliquée en compresse la flanelle imprégnée du liniment. On pratique surtout l'onction avec les liniments calmants et de nature grasse, par exemple un mélange de baume tranquille et de chloroforme. L'onction faite avec un liquide alcoolique prend dans quelques cas le nom de badigeonnage; on la pratique avec un pinceau (teinture d'iode).

Friction. — La friction est une opération dont le nom indique suffisamment la nature. On la pratique soit avec la main, soit avec un morceau de flanelle : ce mode d'application est plus spécialement réservé aux liniments excitants.

Très-souvent, on commence par pratiquer une friction sèche avec la paume de la main ou un morceau de flanelle; lorsque la peau est devenue rouge et brûlante, on verse sur le linge ou dans la main une quantité suffisante du médicament et l'on continue la friction. On peut ensuite laisser le linge appliqué en compresse. Il faut toujours demander au médecin de quelle manière on doit procéder.

Toutes les fois que le liniment sera de nature alcoolique, il faut éviter d'approcher une lumière pendant que l'on en fait usage (baume de Fioraventi) et avoir soin de bien boucher la bouteille.

Liniment ammoniacal. — Préparation rubéfiante et énergique ; on l'applique ordinairement par friction. Il ne faut jamais, à moins d'ordre contraire de la part du médecin, laisser appliqué en compresse le linge qui a servi à la pratique, car on pourrait alors produire de la vésication.

Éviter de respirer les vapeurs ammoniacales qui se dégagent et tenir le flacon bien bouché.

Liniment au chloroforme. — Il faut appliquer très-promptement afin d'éviter l'évaporation.

Liniment diurétique. — Mélange de teinture de scille et de digitale. On trempe dans ce liniment une compresse épaisse que l'on applique sur le ventre. On peut recouvrir avec du taffetas gommé pour prévenir une évaporation trop rapide.

Liniment excitant du codex. — Renferme des liquides inflammables, doit être manié loin du feu ou d'une lumière.

Liniment mercuriel ammoniacal. — Ce liniment renferme du mercure, il est donc nécessaire que la personne qui en fait usage quitte les bagues qu'elle peut porter.

Liniment oléo-calcaire. — Employé contre les brûlures ; il faut imprégner *largement* les compresses afin qu'elles ne puissent pas adhérer à la peau.

Liniment vésicant avec les cantharides. — On commence par pratiquer une friction sèche pour congestionner la peau et la faire rougir puis on applique une compresse imbibée du liniment.

Liqueurs.

On désigne sous ce nom des solutions, dans l'eau distillée, de substances chimiques douées d'une grande activité et que l'on administre ordinairement par gouttes. On compte ordinairement le nombre de gouttes fixé par le médecin, au moyen d'un appareil spécial nommé compte-gouttes. (Nous avons déjà décrit cet instrument en parlant des collyres (p. 18). Il existe un très-grand nombre de ces instruments, mais quelle que soit leur disposition, il faut toujours veiller à ce que l'extrémité par où s'écoulent les gouttes soit bien calibrée. C'est son diamètre extérieur qui règle la grosseur de la goutte ; il doit être de 3 millimètres.

Si l'on n'a pas de compte-gouttes, on peut faire usage d'un petit tuyau de plume que l'on trempe dans le liquide, et, quand il est en partie plein, on bouche l'extrémité supérieure avec le doigt, on détermine ensuite l'écoulement des gouttes en soulevant légèrement le doigt. On peut enfin compter directement avec la bouteille en retirant un peu le bouchon, en tenant la bouteille à pleine main, la chaleur fait dilater l'air qui chasse devant lui le liquide et l'écoulement est assez régulier.

Quel que soit le moyen employé, il est préférable de compter les gouttes dans une petite cuillère ; on les mélange ensuite avec le liquide dans lequel on doit les prendre. De cette façon, si l'on a laissé s'écouler un trop grand nombre de gouttes, on peut remettre le liquide dans la bouteille et recommencer ensuite.

Liqueur de Fowler.—Préparation arsénicale très-active, la dose ne doit pas dépasser 20 gouttes par jour. A défaut d'indication, on verse les gouttes dans une cuillerée d'eau pure ou sucrée, afin de les administrer plus facilement.

Liqueur de Pearson. — Autre solution arsénicale moins active que la précédente ; on peut aller jusqu'à 40 gouttes.

Liqueur de van Swieten.—Dose habituelle, une cuillerée par jour dans un verre de lait. On peut à la rigueur faire usage d'une cuillère d'argent, à la condition de ne *pas y laisser séjourner la liqueur.*

Loochs.

Le looch blanc ou amygdalin est une potion qui a pour véhicule le lait d'amandes (Voir *Émulsions*, page 26, et à *Potions*, page 73).

Lotions.

Les *lotions* sont des médicaments liquides destinés à laver certaines parties du corps ou certaines plaies. Ordinairement on ne les laisse pas séjourner et on les emploie froides; elles diffèrent des fomentations par ces deux points : quelques-unes cependant peuvent être appliquées en compresses; elles ont la plupart du temps pour base l'eau commune additionnée de substances chimiques, de sels, d'acides, d'alcalis; de l'alcool, des infusions ou décoctions.

Les lotions sont ordinairement préparées par la garde-malade; le pharmacien remet le médicament liquide en indiquant la quantité à ajouter dans un litre d'eau, ou bien le sel, divisé par paquets destinés à être dissous dans l'eau.

Lotion alcaline. — Faites dissoudre 50 gr. de carbonate de potasse dans un litre d'eau et filtrez.

Lotion de borax. — On dissout 60 gr. de borax dans un litre d'eau chaude.

Lotion désinfectante au permanganate de potasse. — On dissout un gramme de ce sel pour un litre d'eau; cette solution se décomposant très-facilement, il ne faut jamais sortir du flacon que la quantité de liquide nécessaire pour chaque lotion; on reconnaît qu'elle n'est plus active lorsqu'elle a perdu sa transparence et sa belle couleur violette, et qu'elle est devenue brune et trouble.

Lotion mercurielle au sublimé. — Toujours préparée par le pharmacien; il faut la manier avec précaution ; verser la quantité nécessaire à chaque lotion dans un vase de terre ou de porcelaine, mais jamais de métal ; quitter ses bagues et tenir le flacon sous clef.

Lotion au perchlorure de fer.—On verse dans un litre d'eau la quantité de perchlorure liquide fixée par le médecin de 1 à 5 cuillerées.

Lotion phéniquée. Solution au titre variable suivant l'indication du médecin; elle est préparée par le pharmacien, ou bien il délivre une fiole dont il faut , par exemple, mettre une cuillerée par litre d'eau.

Lotion au quinquina.— Faites une décoction d'une demi-heure avec 30 gr. de quinquina gris pour un litre d'eau.

Lotion savonneuse.—Faites dissoudre à chaud 60 gr. de savon de Marseille dans un litre d'eau.

Lotion sulfurée ou *sulfureuse.*—On dissout 20 gr. de sulfure de potassium (foie de soufre) dans un litre d'eau ; cette solution ne doit être ni pré-

parée ni conservée dans des vases métalliques.
Quitter ses bagues.

Lotion de tan. — Infusion de 60 gr. de tan ou écorce de chêne dans une litre d'eau.

Lotion vinaigrée. — On verse un quart de litre de vinaigre dans un litre d'eau froide.

Miels et mellites (Voir Sirops).

Onguents (Voir Pommades).

Opiats. — Électuaires.

Ces deux mots désignent des médicaments destinés à l'usage interne et qui ont la consistance d'une pâte molle. — Ces préparations sont toujours délivrées par le pharmacien et leur administration est très-simple. Leur consistance est telle qu'on peut facilement les rouler en boulettes dont la grosseur est indiquée par le médecin ; le malade absorbe directement cette boulette dont on facilite l'ingestion par celle de quelques gorgées de liquide. On peut envelopper ces boulettes dans du pain azyme, ou bien dans une feuille de papier fin (papier de soie, papier à cigarettes) qu'on enduit d'un peu d'huile ou de beurre frais.

On fait quelquefois délayer un électuaire dans

l'eau, par exemple s'il s'agit de l'administrer en lavement. On place dans un bol la quantité prescrite et on l'écrase avec le dos d'une cuillère, puis on le délaye avec soin en ajoutant peu à peu environ son poids d'eau. Cette bouillie demi-liquide est ensuite mélangée à la quantité d'eau voulue.

Pastilles.

Les *pastilles* sont toujours délivrées par le pharmacien. On doit les administrer de la manière suivante :

Pastilles de calomel.—Employées chez les enfants comme vermifuge ; on doit les administrer le matin à jeun ; leur nombre est fixé par le médecin. On peut donner à manger üne demi-heure après, mais il faut éviter les aliments trop salés ou acides (confitures). On peut les croquer.

Pastilles de baume de tolu.—On les administre à volonté pour le rhume, une à deux après la toux ; il est préférable de les laisser fondre dans la bouche.

Pastilles de bi-carbonate de soude ou de *Vichy.* — On les donne à la dose de 2 à 4, après ou avant le repas ; toujours après, lorsqu'il n'y a pas d'indication du médecin; il faut les laisser fondre dans la bouche ; la sécrétion de la salive est excitée et cette salive concourt à l'effet digestif des pastilles.

Pastilles de chlorate de potasse.—Une ou deux par heure, les laisser fondre dans la bouche afin que le sel puisse se dissoudre dans la salive et agir localement.

Pastilles d'ipéca et de kermès.— Expectorantes.Celles de kermès sont beaucoup plus actives ; en cas de non-indication,on peut prendre une pastille d'ipéca toutes les heures, et une de kermès toutes les deux heures. Cesser une demi heure avant le repas et ne recommencer qu'une heure après; autrement il pourrait survenir des nausées et même des vomissements. On peut indifféremment les croquer ou les laisser fondre dans la bouche.

Pastilles de pepsine. — Deux à quatre au milieu et à la fin du repas.

Pâtes.

PATE DE GUIMAUVE, JUJUBES, LICHEN, RÉGLISSE
(A volonté.)

Pilules, bols, granules, capsules et perles.

Les *pilules* sont des médicaments solides qui sont divisés en petites masses sphériques que le patient doit avaler sans les mâcher. Leur grosseur n'est jamais considérable. Leur consistance est telle qu'elles ne peuvent s'écraser dans la bouche: on ne doit pas, du reste, les mâcher. Dans le but de leur enlever tout goût et toute odeur, on argente ordinairement les pilules ou on les couvre d'un vernis spécial au baume de tolu. Les pilules doivent toujours être préparées au moment du besoin, et cette préparation est toujours longue; la garde-malade ne doit pas l'oublier et il faut qu'elle remette l'ordonnance le plus promptement possible au pharmacien.

Mode d'administration.—Il y a deux manières de faire prendre les pilules : 1° On remplit d'eau une cuiller et on y place les pilules, le patient porte profondément cette cuiller dans la bouche et absorbe le tout. 2° On prend un verre d'eau d'une main et de l'autre, on jette les pilules une à une au fond de la bouche, ou on les dépose sur la langue, et on avale une gorgée d'eau qui les entraîne. On peut aussi les enrouler dans une cuillerée de confitures et un pruneau, dont on a enlevé le noyau.

Les *bols* sont des pilules très-grosses, leur consistance est ordinairement plus molle que celle des pilules, afin qu'on puisse les diviser si leur grosseur est un obstacle à leur ingestion. On les administre de la même manière que les pilules; au besoin, on peut les envelopper dans du pain azyme ou du papier huilé.

Granules. — Les granules ne diffèrent des pilules que par leur volume qui est beaucoup moins considérable. Ils renferment, en général, des médicaments actifs et font presque toujours partie d'un traitement de longue durée. On les prend très-souvent au moment du repas et leur administration n'offre aucune difficulté.

Capsules et perles. — Les pilules et bols ne renferment que des médicaments solides; les capsules et perles contiennent des médicaments liquides.

Les *capsules* sont constituées par une petite enveloppe molle de gélatine qui affecte la forme d'une poire; cette enveloppe, primitivement vide, a été remplie de liquide et fermée ensuite.

Les *perles* diffèrent des capsules en ce qu'elles sont plus petites, sphériques, entièrement remplies par le médicament et très-peu élastiques.

On doit les administrer comme les pilules, mais il ne faut pas les conserver longtemps dans la bouche, car la gélatine qui constitue l'enveloppe se dissoudrait et le médicament se répandrait dans la bouche.

Pour l'*administration des pilules, bols,* etc., il faut se conformer aux instructions du médecin, relativement au nombre et à la distance qui doit séparer chaque administration. Lorsque les malades ont éprouvé beaucoup de difficulté à absorber la pilule, il est bon de leur faire avaler quelques gorgées de liquide.

Pommades, onguents, cérats, glycérolés.

Tous ces médicaments, de consistance molle, ont pour base des corps gras, sauf les glycérolés, et sont destinés, soit au pansement des plaies, soit à être étendus sur la peau afin de faire absorber par elle les médicaments qu'ils renferment.

Les *pommades* sont constituées par de l'axonge

(graisse de porc), chargé de substances médicamenteuses par mélange ou solution.

Les *onguents* diffèrent des pommades en ce qu'il entre dans leur composition des corps résineux.

Les *cérats* sont constitués par un mélange de cire et d'huile d'amandes douces, émulsionné avec une eau distillée aromatique (eau de rose).

Les *glycérés* et *glycérolés* ont pour excipient la glycérine pure ou le glycérolé d'amidon. Ils offrent sur les corps gras précédents l'avantage d'être solubles dans l'eau.

Ces divers médicaments sont toujours préparés par le pharmacien, la garde-malade doit seulement savoir les appliquer.

POMMADES. — On applique les pommades sur la peau par *onction* ou par *friction*. Nous avons expliqué ces termes en parlant des *liniments* (page 52).

Ce dernier mode d'application est nécessaire toutes les fois que la pommade est destinée à faire absorber par la peau, le médicament qu'elle renferme. Il est même bon de faire précéder son application d'une friction sèche, et de laisser appliqué en compresse le linge qui a servi à l'appliquer.

*Pommade d'aconit, belladone, ciguë, digitale,
stramonium.* — Il faut appliquer ces pommades
par onction simple ou par friction, suivant l'indication du médecin. Très-souvent on laisse appliqué en compresse, un linge imprégné de pommade, ou bien on recouvre la partie enduite d'un
cataplasme de farine de lin.

Pommade anti-psorique d'Helmerich. — Il faut
commencer par frictionner la peau jusqu'à ce
qu'elle rougisse un peu ; cette friction se fait avec
la main. On applique ensuite la pommade, toujours en frictionnant énergiquement avec la
main. La friction doit être générale. On la pratique de préférence le soir et la pommade reste
appliquée toute la nuit. Le lendemain, on peut
encore pratiquer une nouvelle friction, puis, deux
ou trois heures après, on fait prendre un bain
alcalin ou avec du savon vert. En sortant du bain,
le malade doit prendre de *nouveaux vêtements*,
et ceux qu'il vient de quitter devront être exposés
à une température suffisante pour détruire tous
les acares. On peut les placer dans un four de
boulanger lorsqu'il est suffisamment refroidi
pour qu'on n'ait aucune crainte de les brûler.

Pommade au calomel. — On ne doit pas en
étendre sur la peau une couche trop épaisse.

Pommade camphrée.—On fait dissoudre à une douce chaleur 30 grammes de camphre en poudre dans 100 gr. d'axonge. En été, on prend seulement 90 gr. d'axonge et on met 10 gr. de cire pour que la pommade soit plus ferme.

Pommade au chloroforme.—Il faut tenir le flacon bien bouché et dans un endroit frais. Il faut faire rapidement la friction, et faire spécifier s'il faut ou non laisser la compresse appliquée.

Pommade citrine.—On l'emploie en frictions contre la gale. Sa consistance étant assez ferme, on peut se servir du morceau de pommade pour frotter la peau. Il faut avoir la précaution de quitter ses bagues.

Pommades épispastiques jaune et verte.— Il faut en étaler une couche mince sur une feuille de *belle* ou de *lierre* ou bien de papier brouillard.

Pommade de Gondret. — *Pommade ammoniacale* (Voir *Liniment ammoniacal*, p. 53).

Pommade d'iodure de potassium. — Il faut conserver cette pommade avec beaucoup de soin. Elle s'altère, en effet, facilement au contact de l'air et d'un assez grand nombre de substances. On retire du pot, au moyen du doigt, ou mieux, d'une petite spatule, ce qui est nécessaire pour chaque friction. Il faut ensuite fermer le pot avec soin. On applique cette pommade par friction et on laisse très-souvent appliqué en compresse le linge qui a servi à la pratiquer.

Pommade mercurielle.—Pour appliquer cette pommade, il faut avoir soin de quitter ses bagues. Bien se conformer aux instructions du médecin, relativement au nombre des frictions et à la quantité à employer chaque fois.

Pommades ophthalmiques (voir *Collyres mous*, page 22).

Pommade stibiée, d'émétique, d'Autenrieth. — On doit appliquer cette pommade avec précaution à l'endroit fixé par le médecin. On l'applique avec le doigt nu ou garni d'un petit linge. On frotte quelques instants. Il faut ensuite avoir soin de recouvrir avec un linge, tant pour empêcher que la pommade ne soit enlevée, que pour que le malade n'y porte les doigts, et de là à la bouche, ce qui pourrait donner lieu à des vomissements. Pour la même raison, la garde devra immédiatement se laver les mains.

L'application de cette pommade donne lieu à la formation de pustules abondantes et de grosseurs souvent assez considérables. Parfois elles se rejoignent et constituent une petite plaie. On peut panser avec du papier brouillard et du cérat, et, lorsqu'il ne s'écoule plus de sérosité, avec de la poudre d'amidon.

Onguents. — Les onguents, avons-nous dit, diffèrent des pommades, parce qu'il entre dans leur composition des corps résineux; ils en diffèrent aussi parce qu'ils sont destinés à être appliqués sur des plaies pour les faire suppurer ou dessécher. Les onguents sont toujours appliqués par *onction*; leur consistance est assez molle pour qu'on puisse les étaler facilement et sans exercer une grande pression.

Onguent basilicum ou *suppuratif.* — Très-employé comme maturatif et suppuratif. Comme maturatif, on peut l'étendre à la surface de l'abcès et recouvrir d'un cataplasme. Pour éviter la douleur que cause l'application directe sur la peau, on peut étendre l'onguent sur le cataplasme; cette dernière manière de faire est même préférable. Lorsque l'onguent est employé comme suppuratif on en imprègne un plumasseau de charpie que l'on couche dans la plaie.

Onguent digestif. — Cet onguent qui est un très-bon suppuratif peut être préparé par l'infirmière, bien qu'il soit ordinairement délivré par le pharmacien. On bat 40 grammes de térébenthine du mélèze avec un jaune d'œuf (20 gr.), et quand le mélange est bien fait on ajoute peu à peu 10 grammes d'huile d'olives.

Onguent digestif animé; plus actif que le précédent, il contient du styrax.

Onguent digestif mercuriel.—Cet onguent renfermant du mercure, il faut le manier en observant les précautions que nous avons indiquées pour la *pommade mercurielle* (page 68). On imprègne des plumasseaux de charpie avec ces onguents et on les couche dans la plaie.

Onguent de la mère. — Même mode d'emploi que pour l'onguent basilicum.

CÉRATS.—Les cérats ne diffèrent des pommades que par la composition de leur excipient. Leur usage thérapeutique est le même, et on les emploie de la même façon. Comme corps gras, ils adhèrent moins à la peau que les pommades, et une simple lotion à l'eau chaude suffit pour les

enlever. Leur conservation est un peu moins assurée; l'eau se sépare facilement; aussi est-il
bon de ne les faire préparer qu'en petite quantité
à la fois.

Cérat belladoné. — Il contient un dixième de
son poids d'extrait de Belladone, c'est donc une
préparation très-active. La Belladone est énergiquement absorbée, et il n'est pas rare de voir
survenir de la dilatation de la pupille. Il faut,
dans ce cas, prévenir le médecin, qui avise. Ce
cérat est appliqué largement et on peut recouvrir
d'un cataplasme.

Cérat de Galien. — C'est le cérat ordinaire; celui que l'on délivre toujours à défaut de dénomi-
nation; il est blanc ou jaune suivant la couleur
de la cire qui a servi à le préparer. C'est toujours
celui qu'il faut employer pour le pansement dit
au cérat. Pansement des plaies, des vésicatoires,
etc., on l'étale sur du papier de soie ou sur du
linge fenêtré.

Cérat mercuriel. — Mêmes précautions que
pour la pommade de même nom.

Cérat saturné. — On peut le préparer au moment du besoin en battant 10 gr. d'extrait de saturne avec 90 gr. de cérat.

Cérat simple ou cérat sans eau. — Peut être préparé par la garde-malade. On fait fondre à une douce chaleur 10 gr. de cire blanche ou jaune dans 30 gr. d'huile d'amandes, et l'on coule dans un petit pot ou dans un moule en papier.

GLYCÉROLÉS. — Ces médicaments, qui s'emploient comme les pommades et dans le même but, ont pour excipient, soit la *glycérine pure*, soit le *glycéré* ou *glycérolé d'amidon*. La glycérine est un liquide incolore, visqueux, onctueux au toucher, d'une saveur douce et qui, au premier abord, ressemble à un corps gras; une propriété bien tranchée l'en distingue, c'est qu'elle est soluble dans l'eau. Il est donc très-facile de nettoyer l'endroit où aura eu lieu une application de glycérine ou de glycérolé. Presque tous les corps qui sont solubles dans l'eau, se dissolvent également dans la glycérine, c'est là un avantage précieux.

Glycérolé d'amidon. — On délaye 10 grammes d'amidon pulvérisé dans 150 grammes de glycérine, et l'on chauffe à une douce chaleur, en remuant sans cesse, jusqu'à ce que la masse soit prise en gelée. C'est tout simplement de l'empois d'amidon fait avec de la glycérine. Toutes les fois que le glycérolé d'amidon est mis en contact avec une préparation iodée, il se colore en bleu. On emploie le glycérolé d'amidon en nature, comme adoucissant ; mais il sert surtout d'excipient pour les glycérés de goudron, d'iodure de potassium, de soufre, etc.

Potions.

Les *potions* sont des médicaments liquides toujours préparés par le pharmacien, et au moment du besoin. On les administre ordinairement par cuillerées à bouche. Les potions n'étant jamais préparées d'avance, la garde-malade devra remettre le plus promptement possible l'ordonnance au pharmacien.

Mode d'administration.—Il faut bien se faire indiquer par le médecin la grandeur de la cuillerée que l'on doit donner au malade : cuillère à bouche, à dessert et à café. La cuillère à bouche représente environ 20 grammes de potion, la cuillère à dessert 12 gr. et celle à café 5 gr.

Quel intervalle faut-il mettre entre chaque administration ? Combien de temps avant de manger faut-il suspendre l'administration et combien après la reprendre? En cas de sommeil faudra-t-il ou non réveiller le malade pour lui faire prendre la cuillerée?

Si la potion renferme des substances insolubles, il faudra toujours agiter la bouteille avant d'en faire usage (sous-nitrate de bismuth), et faire avaler ensuite une gorgée d'eau sucrée ou de tisane. Bien la boucher si elle renferme des substances volatiles (éther).

Conservation.—Les potions ne sont pas faites pour se conserver plus de 24 heures, surtout en été ; quelques-unes même peuvent s'altérer pendant ce laps de temps. On doit les tenir bouchées et plongées dans un vase plein d'eau fraîche. On doit tenir également plongée dans un verre d'eau la cuillère qui sert à administrer la potion, afin que le sirop de cette dernière ne puisse se dessécher.

Potion anti-vomitive de Rivière, anti-émétique, gazeuse.—Cette potion, est toujours préparée par le pharmacien, qui délivre deux fioles : l'une étiquetée n° 1, *potion alcaline*, l'autre n° 2, *potion acide.*

On administre d'abord une cuillerée de la potion n° 1, puis immédiatement après une cuille-

.rée de la potion n° 2 : le dégagement gazeux se fait dans l'estomac.

Il ne faut pas intervertir l'ordre des potions, car le n° 2 étant aromatisé laisse un goût agréable dans la bouche. Quelquefois on fait mélanger dans un verre une cuillerée de chaque potion : on agite et l'on fait boire immédiatement. Le premier mode d'administration est préférable et c'est lui qu'on doit suivre toutes les fois que le médecin n'a rien spécifié.

Potion ammoniacale.—Tenir cette potion au frais et avoir soin de bien boucher le flacon.

Potion antispasmodique à l'éther. — Tenir le flacon au frais et bien bouché. Agiter la bouteille à chaque fois, et lorsque la cuillère est remplie il faut la faire boire immédiatement sans quoi l'éther pourrait s'évaporer.

Potion balsamique de Choppart.—Agiter *très-énergiquement* la bouteille, recommander au malade de porter la cuillère aussi profondément que possible dans la bouche : c'est un excellent moyen pour ne pas percevoir le goût ; au besoin pincer le nez et avaler ensuite une gorgée d'eau froide, croquer une pastille de menthe.

Potion au bismuth. — Bien agiter la bouteille; au commencement faire prendre de petites doses (une cuillère à café), fréquemment répétées (tous les quarts d'heure), puis espacer davantage en augmentant la grandeur des cuillerées.

Potion au musc.—Avoir soin de bien agiter la bouteille et la boucher. Pour enlever l'odeur du musc, on peut laver la cuillère, les mains, etc., avec un peu d'eau renfermant de la farine de moutarde.

Potion purgative à la magnésie. — Potion purgative du codex. — Médecine noire. — Sont préparées par le pharmacien. Doivent être prises en une seule fois le matin à jeun ou bien en deux fois, mais dans l'espace d'une demi-heure.

Pour les instructions, voir *Purgatifs*, page 110.

Potion vomitive.—(Voir *Vomitifs*, page 111).

Poudres.

Les *poudres* constituent une forme pharmaceutique très-employée. Elles sont *simples* lorsqu'elles proviennent de la division d'un seul médicament.

Les poudres *composées* résultent du mélange de plusieurs poudres simples. Au point de vue de leur administration, on peut partager les poudres en deux classes, celles qui sont destinées à l'usage interne et celles réservées à l'usage externe. Pour ces dernières, nous indiquerons les particularités à chacune d'elles. Quant aux premières, voici les principaux modes d'administration.

D'abord, le médecin les fait toujours diviser en *prises* ou *paquets* dont il fait prendre un toutes les demi-heures, toutes les heures ou bien à chaque repas, etc. Pour chaque cas, la garde-malade devra donc se conformer aux instructions données, relativement au nombre de prises à administrer dans les 24 heures, à l'intervalle qui doit séparer chaque administration ; combien de temps avant ou après le repas.

Si la poudre est soluble, on la place dans un verre et on la dissout dans une ou deux cuillerées d'eau ; au besoin l'on peut employer de l'eau sucrée que l'on aromatise selon le goût du malade. Il ne faut jamais mettre une grande quantité d'eau, un demi-verre. Si le goût est désagréable, il vaut mieux présenter au malade une solution plus concentrée qu'il avalera dans une seule gorgée et il pourra ensuite prendre un peu d'eau aromatisée.

Lorsque la poudre est insoluble, il y a un assez grand nombre de modes d'administration :

1° Si la poudre n'a pas d'odeur répugnante,

on peut l'administrer en suspension dans de l'eau ou dans tout autre liquide.

On place la poudre au fond d'un verre avec une très-petite quantité d'eau, et avec une cuiller on la mélange de façon à bien mouiller et à faire une pâte épaisse. On ajoute ensuite peu à peu, et en délayant avec soin, assez d'eau pour faire une bouillie claire, et on administre immédiatement sans donner à la poudre le temps de se reposer.

2° Dans des pains azymes, hosties. — On place le pain azyme sur une cuillère, puis on l'arrose avec un peu d'eau; il s'imbibe, devient flexible et se moule sur la cuillère. On verse alors la poudre, puis on rabat par dessus les bords du pain azyme. On remplit alors en partie la cuillère d'eau, le pain azyme se détache du fond, et on fait avaler en portant assez profondément la cuiller dans la bouche, de façon à ce que la pression des lèvres ne puisse crever le pain azyme. — Aujourd'hui les pharmaciens délivrent les poudres enfermées entre deux rondelles de pains azymes qui sont soudées sur leurs bords (*cachets*).

3° On fait très-souvent absorber les poudres dans une cuillère de soupe au pain : on remplit très-peu la cuillère, en plaçant de préférence une

petite couche de pain. On place la poudre ; puis
on recouvre avec une autre couche de pain.

4° On place encore la poudre entre deux couches de confiture ;

5° On peut prendre un pruneau bien cuit, on
enlève le noyau, et on introduit la poudre dans la
cavité.

Poudre de calomel. — Les prises de calomel
sont toujours très-petites à moins que le médecin
n'ait eu la précaution de faire mélanger cette substance avec du sucre. Dans ce dernier cas, si on
les administre délayées dans l'eau, il faut savoir
que le sucre seul se dissoudra : le calomel tombe
au fond du verre, il faut donc bien agiter et faire
prendre immédiatement.

Ne jamais administrer le calomel dans des confitures ; ni faire suivre son ingestion de celle de
boissons acides. Un très-bon moyen pour l'administrer, surtout aux enfants qui sont au lit, consiste à verser directement sur la langue le contenu du paquet, puis on administre une ou deux
cuillerées d'eau qui entraîne la poudre.

Poudres dentifrices. — On les applique sur les
dents au moyen du doigt ou d'une petite brosse
spéciale. On trempe d'abord cette brosse dans

l'eau, puis dans la poudre qui s'attache à elle.
On emplit alors la bouche d'eau que l'on retient
en appliquant les mâchoires l'une contre l'autre.
Cette eau s'écoule, délaye la poudre que l'on
étend sur les dents avec la brosse : on fait mou-
voir cette dernière latéralement ou de bas en haut.

Poudre désinfectante. — *Plâtre coalté.* —
C'est du plâtre contenant de 1 à 4 0/0 de goudron
de houille : on en saupoudre les plaies ou bien
on en confectionne une pâte avec de l'huile ou de
la glycérine et on l'applique en *cataplasmes*.

Poudre diurétique. — *Poudre des voya-
geurs.* — Est délivrée par paquet de 10 grammes.
On fait fondre chaque paquet dans une bouteille
d'eau : toute la poudre ne fond pas. On agite au
moment d'en faire usage.

Poudre gazeuse. — *Poudre de Seltz.* — Le
pharmacien remet deux paquets un *bleu*, *alcalin*,
et un *blanc*, *acide*. On prend une bouteille forte
(bouteille à limonade), on la remplit d'eau seulement jusqu'à la naissance du goulot, on prépare
le bouchon et une ficelle; cela fait, on verse le
contenu des deux paquets dans la bouteille, on
enfonce le bouchon et on le maintient au moyen
de la ficelle. Le gaz se dégage et se dissout dans

l'eau, on tient la bouteille *couchée* pendant ce dégagement. En ajoutant à l'eau du sirop aromatisé (3 cuillerées à bouche), on obtient de la limonade.

Poudre kermétisée. — Mélange de kermès et de sucre administré comme expectorant : bien faire spécifier le nombre de prises et l'intervalle de temps qui doit séparer chaque administration; la cesser une heure avant pour reprendre deux heures après le repas. Ne pas administrer avec des confitures ou liqueurs acides : il est préférable d'employer l'eau sucrée. Le sucre seul fond ; bien agiter.

Poudres martiales ou *ferrugineuses* diverses. — On les administre en général au commencement ou au milieu des repas : si elles sont solubles, on les dissout dans un peu d'eau pure ou rougie; dans le cas contraire, on les absorbe dans une cuillerée de potage.

Poudre de seigle ergoté. — Préparée par le pharmacien au moment même du besoin, elle est pour ainsi dire toujours administrée en présence du médecin. On l'enveloppe dans du pain azyme ou on la délaye dans un peu d'eau. Le meilleur véhicule est l'eau renfermant un cinquième de son volume d'eau-de-vie (Dr Charrier).

Pulpes.

Médicaments de consistance molle, obtenus en divisant des substances végétales ou animales et en passant au travers d'un tamis, de façon à séparer les parties grossières. Les pulpes ne peuvent se conserver, elles doivent donc être préparées au moment du besoin. Quelquefois la garde-malade en est chargée. On pulpe très-souvent des fruits, des légumes, des raisins, etc.

Il faut toujours bien faire spécifier si la pulpe doit être crue ou cuite ; les propriétés sont entièrement différentes dans ces deux cas ; ainsi la pulpe d'oignons crus est rubéfiante, agit comme un sinapisme ; celle d'oignons cuits est émolliente comme la graine de lin.

Pour *préparer* ces pulpes, on divise la substance au moyen d'une râpe ; c'est ainsi qu'on prépare la pulpe de carottes, de pommes de terre, d'ail, d'oignons. Lorsque la substance n'offrirait pas assez de consistance pour être râpée (pomme de terre cuite, feuille de ciguë, etc.), on se contente de la triturer dans un mortier ou un vase résistant, et de la piler, puis on sépare les parties qui ne sont pas suffisamment divisées en faisant passer au travers d'un tamis ou d'une passoire métallique.

Pulpe de viande crue. — On prend de la viande de bœuf, filet ou faux filet, et on commence par la diviser en très-menus morceaux au moyen d'un couteau ou d'un hachoir (vulgairement faire de la farce), puis on place ce hachis dans un mortier de marbre ou à défaut dans un grugeoir en bois, et on pile énergiquement de façon à bien diviser. On porte ensuite dans une passoire à trous et à mailles très-petites et on fait passer en appuyant fortement avec le pilon et en tournant en même temps, exactement comme pour obtenir de la pulpe de pommes de terre. On administre cette pulpe de viande en nature, on la roule en boulettes que l'on avale avec une gorgée d'eau exactement comme un opiat; où bien encore, on la mélange avec des confitures et l'on mange à la cuiller. — En délayant cette pulpe dans du bouillon gras froid et exprimant fortement, on obtient le bouillon de viande crue. On doit le faire chauffer au bain-marie, en remuant avec le doigt qui sert en même temps de thermomètre; on retire du feu aussitôt que l'on éprouve une légère sensation de chaleur, au-

trement le bouillon se prend en masse, comme
du blanc d'œuf.

Sirops.

Les *sirops* sont des médicaments liquides constitués par des solutions médicamenteuses, dont la
conservation est assurée par une proportion de
sucre assez considérable, qui leur communique
une consistance visqueuse. Les sirops sont toujours préparés par le pharmacien.

Les sirops sont *simples* lorsqu'ils ont pour
base une seule substance médicamenteuse (*sirop
de gomme*, de *belladone*, etc.) ; ils sont composés lorsqu'il entre un certain nombre de substances dans leur composition (sirop de chicorée
composé). Les sirops simples et composés sont
des préparations *officinales*, c'est-à-dire qui sont
préparés d'avance chez le pharmacien. Il suffit
donc à ce dernier de les mélanger en se confor-
mant aux quantités indiquées par le médecin.
Les sirops constituent une forme pharmaceutique des plus usuelles. On les emploie, à cause de
leurs propriétés propres, soit pour être pris en
nature, soit pour édulcorer les tisanes ; ou bien
encore on s'en sert comme véhicule pour admi-

istrer certains médicaments, par exemple, on
era prendre le bromure de potassium dissous
ans du sirop de laurier-cerise.

Mode d'administration. — Il est très-simple;
e goût des sirops, en effet, n'est jamais trop
désagréable; on les administre directement à la
cuiller; on avale ensuite une gorgée d'eau pour
laver la bouche. Il y a quelques personnes aux-
quelles le goût *trop sucré* répugne. On verse
alors la quantité de sirop prescrite dans un verre
renfermant quelques cuillerées d'eau. Mêmes recommandations que pour les potions. Bien faire
indiquer le *nombre*, la *grandeur* des cuillerées,
l'*intervalle* à mettre entre chaque administration.

Très-souvent les sirops sont destinés à sucrer
les tisanes, il faut alors faire spécifier si l'on peut
en ajouter une quantité indéterminée, suivant le
goût du malade, ou seulement une cuillerée. On
doit tenir plongée dans un verre d'eau la cuiller
qui sert à donner le sirop ; de manière à ce qu'il
ne puisse se dessécher ; ou bien encore la laver
après chaque administration.

Conservation. — Les sirops se conservent en
général très-bien, il suffit de les tenir au frais;
en hiver, on les conserve dans une pièce où il n'y
a pas de feu; en été, on peut les placer dans un
vase plein d'eau. Si la quantité de sirop prescrite

par le médecin est assez considérable et qu'elle doive durer un certain temps, il est bon de le conserver à la cave, et, pour l'usage, d'en remplir une petite bouteille qui contienne seulement cinq ou six cuillerées.

La seule altération des sirops qui puisse se manifester est la fermentation. Le médicament n'est pas perdu pour cela, il suffit de faire recuire le sirop. Dans ce but, on le verse dans un vase métallique étamé ou de porcelaine ; on y ajoute une ou deux cuillerées d'eau et on porte à l'ébullition. On laisse seulement jeter quelques bouillons, puis on passe à travers un linge et on laisse refroidir. Il ne faut boucher la bouteille qu'après refroidissement complet, et agiter fortement avant de descendre à la cave.

SIROPS SIMPLES. — *Sirop d'acide cyanhydrique.* — Médicament très-actif, doit être administré avec la plus grande attention.

Sirop d'acide tartrique et citrique. — A volonté dans l'eau, pour faire de la limonade.

Sirop de baume de Tolu. — A volonté pur ou dans une tasse de tisane.

Sirop de chloral. — Comme calmant, et si son usage doit être longtemps continué, par cuillerée à café toutes les deux ou trois heures, suivant l'indication ; on l'administre pur en faisant ensuite avaler une gorgée d'eau, ou bien on délaye la cuillerée dans un verre d'eau de seltz ou de Saint-Galmier. Comme soporifique : une cuillerée à bouche en se couchant, au moins trois heures après avoir mangé ; si le sommeil n'est pas survenu au bout d'une demi-heure, on peut administrer une seconde cuillerée à bouche ou à dessert suivant l'indication.

Sirop de codéine, de morphine, etc. — Même mode d'administration que le sirop de chloral.

Sirop d'éther. — Par cuillerée suivant l'indication, pur ou délayé dans l'eau. Il faut administrer aussitôt que le sirop est versé dans la cuiller ; tenir le flacon bien bouché et au frais ou plongé dans l'eau.

Sirop d'iodure de fer. — Par cuillerée à bouche, une ou deux par jour, le matin et le soir, ou immédiatement au commencement du repas. Tenir la bouteille bien bouchée et à *l'abri de la lumière.*

Sirop sulfureux. — Tenir la fiole bien bouchée et dans l'obscurité. Avoir soin de bien laver la cuiller à chaque fois. On peut, pour faire disparaître la saveur du sirop, donner à croquer quelques bonbons d'anis.

Sɪʀᴏᴘs ᴄᴏᴍᴘᴏsᴇ́s. — *Sirop anti-scorbuti-
que, sirop de raifort composé.*— On l'administre
à la dose de une ou deux cuillerées à bouche, le
matin ou le soir, ou bien au moment des repas.
Le sirop de *raifort iodé* est administré de la
même manière; on peut, chez les grandes personnes, porter la dose à quatre cuillerées par
jour.

Sirop des cinq racines. — Diurétique très-
employé; le médecin fixe le nombre des cuillerées que l'on peut prendre dans une tasse de tisane de chiendent ou de queues de cerises.

Sirop de Desessartz. — Excellent sirop pour
les enfants, expectorant ; dose par cuillerées à
café ou à bouche, suivant l'âge ; on le donne pur
ou dans une tasse de tisane. Ne pas administrer
trop près des repas.

Sirop de rhubarbe composé, vulgairement *sirop de chicorée.* — Laxatif et purgatif très-employé pour les enfants ; on administre par cuillerées à café ou à dessert, suivant l'âge ; de préférence le soir ou le matin.

Mᴇʟʟɪᴛᴇs.—Préparations analogues aux sirops,
mais dans lesquelles le sucre est remplacé par du
miel.

Mellite de cuivre. — *Onguent Ægyptiac.* —

Réservé pour l'usage externe. C'est un caustique; il faut agiter avec soin au moment de l'emploi, de façon à donner une couleur uniforme.

Mellite ou *miel de mercuriale*. — On l'administre en lavements laxatifs à la dose de une à deux cuillerées, et en lavements purgatifs à la dose de deux à quatre cuillerées pour un lavement.

Miel rosat. — On l'emploie en collutoire ou en gargarisme; on l'étend soit avec le doigt, soit avec un pinceau.

Sparadraps.

Les *sparadraps* ne sont autre chose que des écussons en toile préparés avec les emplâtres; on les applique comme ces derniers.

Le *sparadrap* commun, ou *diachylon gommé*, est employé comme agglutinatif pour faire les pansements.

Sucs.

Le seul qui nous intéresse est le *suc d'herbes* ou *dépuratif*. On l'obtient en pilant dans un mortier quantité égale de feuilles de *chicorée*, de *fu-*

meterre, de *cresson* et de *laitue* ; on exprime fortement et l'on filtre le suc pour le clarifier. Il ne faut jamais faire chauffer un suc pour le clarifier, car il se coagule (comme du blanc d'œuf) et perd une partie de ses propriétés. Le suc d'herbes doit être préparé le soir pour le matin ; on doit le filtrer pendant la nuit, car cette opération est fort longue. La dose est d'environ un verre.

Suppositoires.

Médicaments solides, ordinairement de nature grasse et qui sont destinés à être introduits dans le rectum ou dans le vagin. On leur donne habituellement la forme d'un petit cône. Les suppositoires ont presque toujours pour base le beurre de cacao ; ils sont alors préparés par le pharmacien qui, en été, doit ajouter un peu de cire, afin de les rendre moins fusibles, et par suite, plus maniables.

Le suppositoire introduit dans le rectum doit y être conservé ; il fond et agit soit par lui-même, soit par les substances qu'on y a mélangées. Il est bon de vider préalablement le rectum au moyen d'un lavement, si cela est nécessaire. Il faut conserver le moins possible le suppositoire dans la main avant de l'introduire dans le rectum.

Suppositoires de savon. — On les prépare en taillant simplement un petit cône dans un morceau de savon médicinal , ou à là rigueur de savon de Marseille.

Teintures, alcoolatures, et alcoolats.

Les *teintures* sont des médicaments liquides de nature alcoolique ou éthérée, qui sont chargés des principes actifs d'une ou de plusieurs plantes. Les *alcoolatures* diffèrent des teintures en ce qu'elles sont préparées avec les plantes fraiches; elles sont plus actives. — Les alcoolats ne sont autre chose que des *teintures distillées* ; ils ne renferment donc que des éléments volatils.

Pour préparer les teintures, on emploie en général une partie de plante pour cinq d'alcool ; pour les alcoolatures, on emploie poids égal.

Mode d'administration. — Quelques teintures peu actives sont administrées par cuillerées à café ou à bouche ; on les verse habituellement dans une petite quantité d'eau , ou d'une infusion appropriée. Mais le plus habituellement, on dose les teintures par gouttes ; on les administre alors comme les liqueurs (voir page 55). Il en est de même pour les alcoolatures.

Très-souvent on emploie les teintures pour l'usage externe. Ne pas oublier que les teintures s'enflamment assez facilement ; il faut donc éviter d'en approcher une bougie.

Conservation. — La conservation des teintures est indéfinie ; il n'y a d'autre précaution à prendre que de bien boucher le flacon pour qu'il n'y ait pas évaporation de l'alcool.

Teintures simples. — *Teinture d'aloès.* — Excellent topique contre les brûlures; on imbibe largement des plumasseaux de charpie que l'on applique sur l'endroit atteint.

Teinture de cantharides. — En frictions rubéfiantes et vésicantes ; mêmes précautions à prendre que pour l'huile de cantharides.

Teinture de gentiane. — Amer et apéritif. Une cuillerée à café pour un demi-verre d'eau ou de vin ; administrez de même la teinture de Colombo.

Teinture d'iode. — Très-employée en badigeonnages. On l'étend avec un pinceau de blaireau ou de charpie. Après chaque application, il faut avoir soin de tremper le pinceau dans l'eau, afin de le débarrasser de la teinture, autrement il serait promptement brûlé et mis hors d'usage. La garde-malade doit bien demander au médecin s'il faut faire des badigeonnages tous les jours sans exception ou s'il faut attendre que l'effet produit par la première application soit terminé avant d'en faire une seconde. On emploie quelquefois la teinture d'iode en boisson ; il faut alors compter les gouttes avec soin, car c'est un médicament actif.

Teinture de noix vomique.—Médicament très-actif. On dose par gouttes que l'on verse dans une ou deux cuillerées d'eau.

Teinture de quinquina. — On administre par cuillerées à café dans un demi-verre de vin, ou bien l'on met quatre cuillerées à bouche pour faire un litre de vin de quinquina.

TEINTURES COMPOSÉES. — *Teinture balsamique.* — *Baume du Commandeur.* — Excellent topique contre les coupures et les légères hémorrhagies. On imbibe des mèches de charpie et on les applique sur la coupure.

Teinture de Jalap composée. — *Eau-de-vie allemande.* — Dose : une à trois cuillerées à bouche. On fait prendre dans un verre d'eau sucrée ou une tasse de thé (voir : *Purgatifs,* page 110).

Teinture de mars tartarisée. — Très bon ferrugineux et emménagogue. Dose : dix à quarante gouttes dans un peu d'eau sucrée ou d'eau rougie.

TEINTURES ÉTHÉRÉES. — Le liquide qui sert à préparer ces teintures est un mélange d'environ deux tiers d'éther et d'un tiers d'alcool. Ce genre de médicament est peu employé.

Mode d'administration. — On les dose par gouttes comme les teintures alcooliques. On les administre dans un peu d'eau sucrée ou d'infusion ; dans ce dernier cas, il faut attendre que le liquide soit entièrement refroidi.

Tenir toujours le flacon bien bouché. Si on les emploie en frictions, bien veiller à ne pas approcher une lumière, car le danger que nous signalions pour les teintures, est ici beaucoup plus grand.

Teinture éthérée de digitale.—A l'intérieur se prend par gouttes, à l'extérieur en friction.

Teinture éthérée de cantharides. — En frictions vésicantes ; outre les précautions générales, il faut bien se nettoyer la main.

Teinture éthérée de perchlorure de fer de

Bestuchef. — Doit être conservée dans l'obscurité.

ALCOOLATURES. — Les alcoolatures ont plus actives que les teintures, on les administre de la même manière. On emploie fréquemment l'alcoolature d'aconit; on la dose par gouttes que l'on administre dans un peu d'eau sucrée ou une tasse de tisane.

ALCOOLATS. — Même recommandation et même mode d'administration que pour les teintures ; on les emploie surtout comme liniment. Les alcoolats simples sauf ceux de *menthe*, *d'anis*, de *citrons*, *d'oranges*, sont très-peu employés.

Alcoolats composés. — *Alcoolat de cochléaria composé.* — On le fait prendre à la dose d'une cuillerée à café dans un peu d'eau ou d'une infusion ; on l'emploie très-souvent en gargarisme pour baigner la bouche et surtout les gencives. On peut toucher les gencives avec le doigt ou un pinceau trempé dans cet alcoolat, ou bien on verse une cuillerée dans un demi-verre d'eau pour gargarisme.

Alcoolat de mélisse composé. — *Eau de mélisse des Carmes.* — Par cuillerée à café ou dans un peu d'eau sucrée. On peut renouveler plusieurs fois l'administration. On frotte les tempes et les narines avec un linge imbibé de cet alcoolat, ou on fait respirer. On l'emploie en frictions stimulantes sur les membres. On fait précéder d'une friction sèche avec la main.

Alcoolat de térébenthine. — Baume de Fioravanti.—Toujours réservé pour usage externe. En friction avec un linge de flanelle ou la main on fait précéder d'une friction sèche. En collyre *gazeux*, on verse dans la paume de la main une cuillerée à café, on frotte les mains l'une contre l'autre et on les arrondit en coquille que l'on applique vivement au devant des deux yeux, il faut les tenir ouverts. Il est bon d'incliner la tête en avant, de manière à ce que les mains soient horizontales et que l'alcool ne puisse arriver jusqu'aux yeux.

Alcoolat vulnéraire. — Même usage que celui des Carmes.

Tisanes.

Les *tisanes* sont des médicaments liquides constitués par de l'eau, en général peu chargée de principes médicamenteux; elles sont destinées à servir de boisson habituelle au malade; elles diffèrent en cela des apozèmes.

Préparation.—On prépare les tisanes par *solution, macération, infusion, digestion* et *décoction.* Nous dirons quelques mots de ces opé-
rations qui sont presque toujours faites par la
garde-malade.

Détails généraux.—Les substances qui servent
à la préparation des tisanes ne sont pas toujours
délivrées par le pharmacien; très-souvent elles
sont récoltées par les malades eux-mêmes. On
doit les soumettre à un lavage à l'eau froide pour
les débarrasser de la poussière et des substances
étrangères qui peuvent les souiller. Les fleurs et
les feuilles seront employées telles quelles, les
petites racines seront divisées (chiendent, salse-
pareille), les grosses seront écrasées (ratanhia) ou
râpées (gaïac), dans le but de les rendre plus
perméables à l'eau. On se servira d'eau peu calcaire; il faut préparer les tisanes dans des vases
de faïence, terre cuite ou porcelaine, mais jamais
dans des vases métalliques, à moins qu'ils ne
soient étamés. L'usage des vases de fer est in-
terdit.

Solution. — Ce mode de préparation est très-
restreint et ne s'applique qu'aux tisanes acides et
à celles obtenues en mélangeant des sirops médicamenteux avec de l'eau. On préparera la ti-

                                              7

sanc de coings, de groseilles, etc,,, en dissolvant une cuillerée des sirops correspondants dans un verre d'eau chaude ou froide.

Macération. — Après avoir lavé la substance, on la place dans un vase avec la quantité d'eau froide prescrite, on laisse en contact de 6 à 12 heures en agitant de temps à autre. On passe à travers un linge.

Infusion.—On porte de l'eau à l'ébullition, puis on projette la substance, on couvre et on retire du feu. On laisse *infuser* environ 20 minutes, et on passe.

Digestion.—C'est une infusion prolongée; lorsque la substance est introduite dans l'eau et le vase couvert, au lieu de le soustraire entièrement à l'action du feu, on l'en éloigne seulement de façon à ce que l'eau, tout en n'étant plus en ébullition, reste très-chaude un temps suffisant. On passe à travers un linge.

Décoction.—On fait bouillir la substance dans l'eau pendant le temps prescrit. Il est bon de la placer dans l'eau aussitôt qu'on met cette dernière sur le feu.

Il ne faut point oublier qu'avec ce mode de préparation l'eau s'évapore (se réduit) beaucoup. Pour obtenir un litre de tisane, il faudra mettre un litre et demi d'eau si la décoction doit durer une demi-heure. On doit passer les décoctions à travers une étoffe très-serrée, si on passe immédiatement pendant que le décocté est bouillant, il devient trouble par refroidissement. Pour qu'il reste clair, il faut attendre le refroidissement avant de passer.

Mode d'administration.—On donne les tisanes à volonté, à moins qu'il n'y ait un ordre contraire, *chaudes* ou *froides* suivant l'indication.

Conservation. — Les tisanes ne se conservent pas, elles doivent être préparées au plus pour la journée courante.

Tableau synoptique de la préparation des tisanes.

NOMS.	PARTIE EMPLOYÉE.	DOSE pour UN LITRE.	MODE DE PRÉPARATION	DURÉE.	OBSERVATIONS.
Absinthe	Feuilles	5 gr.	Infusion.	1/2 h.	
Ache	Racines	10	—	1/2	
Acides	La quantité est remise par le pharmacien.		Solution,		Ne pas préparer ni conserver dans des vases métalliques.
Albumineuse	Blanc d'œuf	N° 4.	—		Battre avec des verges et ajouter 10 gr. d'eau de fleurs d'oranger.
Angélique	Semences et racines	5 gr.	Infusion.	1/4	
Anis vert et étoilé	Fruits	10	—	1/2	
Armoise	Feuilles	10	—	1/2	
Arnica	Fleurs	4	—	1/4	Passer à travers un linge *très*-fin pour retenir les poils.
Asperges	Racines (rhizôme)	20	—	2	
Aunée	Racines	20	—	2	Bien concasser la racine.
Bouillon blanc	Fleurs	5	—	1/2	
Bourrache	—	5	—	1/2	Passer à travers un linge *très*-fin.
—	Feuilles	10	—	1/2	
Camomille	Fleurs	5	—	1/2	
Canne	Racines (rhizôme)	20	Décocté.	1	
Café	Semences	20	Infusion.	1/2	On ajoute souvent 4 gr. d'extrait de quinquina gris.
Capillaire	Feuilles	5	—	1/2	
Centaurée	Semences	10	—	1/2	
Chicorée	Feuilles	10	—	1/2	
—	Racines	10	—	1	Bien concasser la racine.
Chiendent	Racines (rhizôme)	20	Décocté.	1/2	
Citrons	Zestes	N° 2.	Infusion.	1/2	C'est la limonade cuite : l'autre s'obtient par macération.
Colombo	Racines	10 gr.	—	1/2	Ou macération de 6 heures à 12 heures.
Consoude	—	20	Macération.	12	
Coquelicots	Fleurs	5	Infusion.	1/2	
Digitale	Feuilles	Variable.	—	1/2	
Douce-amère	Tige	20 gr.	—	2	

NOMS.	PARTIE EMPLOYÉE.	DOSE pour UN LITRE	MODE DE PRÉPARATION	DURÉE.	OBSERVATIONS.
Fraisier	Racines	20 gr.	Infusion.	2 h.	Bien concasser la racine.
Fruits pectoraux		50	Décocté.	1	Il y a réduction : mettre 1 litre 1/2 d'eau environ.
Fucus crispus	Frondes	5	—	5 minutes,	
Fumeterre	Feuilles	10	Infusion.	1/2 h.	
Galac	Bois	50	Décocté.	1	On met 1 litre 1/2 d'eau : le gaïac doit être râpé.
Gentiane	Racines	5	Macération.	4	
Genièvre	Fruits	10	Infusion.	2	
Gomme		20	Solution.	»	Passez.
Gruau		20	Décocté.	1	On met 1 litre 1/2 de liquide.
Guimauve	Fleurs	5	Infusion.	1/2	
—	Racines	10	—	2	
Houblon	Cônes	10	—	1/2	
Hysope	Feuilles	5	—	1/2	
Lichen d'Islande	Frondes	10	Décocté.	1/2	On fait d'abord une première décoction dont on jette l'eau.
Lierre terrestre	Feuilles	10	Infusion.	1/2	
Lin	Semences	10	—	1/2	On prépare aussi par macération de 6 heures.
Mauves	Fleurs	5	—	1/2	
Miel		100	Solution.	»	Eau froide.
Mélisse	Feuilles	5	Infusion.	1/2	
Menthe	—	5	—	1/2	
Mousse de Corse		»	—	1/2	Le poids de mousse et la quantité d'eau sont fixés par le médecin.
Noyer	Feuilles	10	—	1	
Oranger	—	5	—	1/2	
—	Fleurs	5	—	1/2	
Orge	Semences	20	Décocté.	1	Mettre 1 litre 1/2 pour réduire.
Patience	Racines	20	Infusion.	2	Concasser la racine.
Pariétaire	Feuilles	10	—	1/2	
Pavots	Fruits	5	—	1/2	Jeter les semences.
Pensées sauvages	Fleurs	10	—	1/2	

NOMS.	PARTIE EMPLOYÉE.	DOSE pour UN LITRE.	MODE DE PRÉPARATION	DURÉE.	OBSERVATIONS.
Petit lait	Lait de vache	1000 gr.			Portez à l'ébullition, jetez un petit morceau d'acide citrique : le lait se coagule, passez avec expression : remettez au feu et clarifiez au blanc d'œuf.
Polygala	Racines	10	Infusion.	2 h.	Concasser la racine.
Pruneaux	Fruits	50	Déc. ou infus.	2	
Quinquinas (3 espèces)	Écorces	20	Infusion.	2	
Quassia	Bois	20	—	2	Ou macération 12 heures.
Queue de cerises		10	—	2	Ou macération 12 heures.
Ratanhia	Racines	20	—	2	Bien concasser.
Réglisse	Racines (rhizôme)	10	—	2	
Rhubarbe	Racines	5	—	4	
Riz	Semences	20	Décocté.	1	Mettre 1 litre 1/2 d'eau.
Ronces	Feuilles	10	Infusion.	2	
Roses Provins et roses pâles	Pétales	10	—	1/2	Bien éviter l'emploi de vases non étamés.
Safran	Stigmates	4	—	1/2	Filtrez au papier.
Salsepareille	Racines	60	Digestion.	2	
Saponaire	Feuilles	10	Infusion.	1/2	
—	Racines	20	—	2	
Sureau	Fleurs	5	—	1/2	
Tamarin	Pulpe	30	—	1/2	Verser par solution dans un vase de porcelaine.
Thé	Feuilles	5	—	1/2	
Tilleul	Fleurs	5	—	1/2	Il ne faut pas employer les bractées qui accompagnent la fleur.
Tussilage	—	5	—	1/2	
Uva ursi	Feuilles	20	—	2	
Valériane	Racines	10	—	2	
Violettes	Fleurs	5	—	1/2	

Vins.

Ces médicaments sont des vins chargés par macération des principes des plantes ; on les obtient également par dissolution de substances chimiques.

Mode d'administration. — On administre les vins en nature, par cuillerées ou par petits verres suivant l'indication du médecin. Il ne faut pas sucrer les vins amers qui sont donnés comme apéritifs : on peut seulement les étendre d'un peu d'eau. On les administre soit immédiatement avant le repas, soit une demi-heure auparavant ; les vins toniques peuvent être absorbés après le potage ou à la fin du repas.

Conservation. — En hiver, les vins médicinaux se conservent assez bien ; en été, ils aigrissent assez facilement. Il faut les tenir en lieu frais et avoir soin de bien boucher les flacons. Si la quantité ordonnée est assez considérable, il est bon de la conserver à la cave et de mettre dans un petit flacon que l'on remplit au fur et à mesure du besoin, pour l'usage journalier. On divise les vins médicinaux en *simples* et *composés.*

Vins simples. — *Vin d'absinthe.* — Tonique, amer, une cuillerée à bouche ou un verre à bordeaux une demi-heure avant le repas : pur ou dans un peu d'eau.

On administre de même les vins d'*Aunée*, de *Colombo*, de *Coca*, de *Quassia-amara*.

Vin chalybé ou ferrugineux. — Dose habituelle une cuillerée à chaque repas.

Vin de gentiane. — Une grande cuillerée à bouche un quart d'heure avant le repas.

Administrez de même le *vin de Rhubarbe.*

Vin de pepsine. — Une grand cuillerée soit immédiatement avant, soit au milieu, soit après le repas.

Vin de quinquina. — Une cuillerée à bouche ou un petit verre un quart d'heure avant le repas. Quelques estomacs délicats ne peuvent le supporter, on l'administre alors après le potage ou au milieu du repas.

Vins composés.— *Vin amer scillitique.*—*Vin diurétique de la Charité.* — Dose 2 à 6 cuillerées à bouche par jour suivant l'indication : pur ou dans une tasse de tisane appropriée.

Vin antiscorbutique. — Par grandes cuillerées ou petits verres, deux fois le jour, matin et soir ou bien au commencement des repas.

Vin aromatique. — Pour lotions, fomentations et pansements ; on imbibe des compresses ou des mèches de charpie.

Vin d'opium composé. — *Laudanum de Sydenham.* — C'est celui qui est toujours délivré lorsque le médecin indique simplement laudanum. Doit être administré avec la plus grande attention. Pour l'*usage interne*, on le dose toujours par gouttes; pour *usage externe* également, mais en nombre plus considérable, on peut même aller jusqu'à une cuillerée à café pour arroser les cataplasmes. Ce médicament doit toujours être tenu sous clef. La coloration jaune intense qu'il communique à l'eau, même à la dose de quelques gouttes, révèle toujours sa présence dans un liquide.

Vin d'opium par fermentation. — *Laudanum de Rousseau.* — Beaucoup plus actif que le précédent et bien moins employé; dosage par gouttes.

Vin de quinquina ferrugineux. — Deux cuillerées à bouche par jour, avant ou au milieu du repas.

Renseignements sur l'administration de certains groupes de médicaments.

Fébrifuges.

Nous ne parlerons que du sulfate de quinine, pris comme type.

Il ne faut jamais l'administrer pendant l'accès, mais bien le plus tôt possible auparavant. On le donne en conséquence aussitôt qu'un accès est terminé : C'est en effet le plus longtemps possible avant que l'accès suivant ne se manifeste. On doit suivre la même règle pour toutes les préparations fébrifuges à base de quinquina.

Laxatifs.

Les laxatifs sont très-nombreux et sont en général des purgatifs administrés à faible dose : leur effet est assez lent à se produire, aussi doit-on les administrer le soir au moment du coucher ; ils procurent alors une ou deux selles le lendemain matin On doit conti-

nuer quelques jours l'usage des laxatifs et lorsque la liberté du ventre est obtenue, on doit y
avoir recours tous les 4 ou 5 jours, pendant quelque temps. Les *pilules de Podophylline*, la
magnésie anglaise seront prises au moment du
coucher. On peut prendre au repas du soir les
pilules d'aloès, les *pilules écossaises*, les *grains
de santé.*

Purgatifs.

On administre les purgatifs le matin ; leur effet
se produit de 2 à 4 heures en moyenne après leur
administration. Les purgatifs liquides dont le volume est peu considérable, par exemple l'huile
de ricin, les pilules, poudres, etc., seront pris
en une seule fois. Les liquides, tels que l'eau de
sedlitz, la limonade purgative, les eaux salines
naturelles seront prises par verres, toutes les dix
minutes par exemple. Le temps total de l'ingestion
ne doit pas dépasser trois quarts d'heure.

Aussitôt qu'il se manifeste des gargouillements
d'entrailles, c'est-à-dire au bout d'une heure environ, on administre toutes les demi-heures une
tasse de bouillon aux herbes (page 11), ou à défaut, du tilleul ou du thé léger. En général, on ne

prend pas d'aliments avant que la première selle n'ait eu lieu. Si, cependant, elle se faisait trop attendre on peut administrer un léger bouillon. De toute manière le repas doit être très-léger.

Parfois, il se produit de violentes coliques et pas d'évacuations ; on peut calmer les coliques en appliquant un large cataplasme de farine de lin et provoquer les évacuations en administrant un lavement simple ou avec un peu de glycérine ou d'eau de savon. — Il est parfaitement inutile, contrairement à une opinion très-répandue, d'administrer coup sur coup deux purgations.

Vomitifs.

Les vomitifs sont peu variés, on n'emploie pour ainsi dire que la *poudre d'ipéca* et le *tartre stibié* ou *émétique*.

Administration des vomitifs aux enfants. — Le vomitif administré habituellement aux enfants est le sirop d'ipécacuanha ; lorsqu'ils sont âgés de plus d'un an, on additionne le sirop de poudre d'ipéca afin de le rendre plus actif. Plus un vomitif est énergique et agit promptement, moins il fatigue. Dans ce cas, il faut bien agiter la bouteille. On administre généralement une cuillère à bouche pour commencer, puis une cuillerée à café toutes les 5 à 6 minutes jusqu'à effet vomitif. Si l'enfant est à jeun, on peut le prendre dans les bras et le promener : l'agitation aide les vomissements. On peut également lui faire prendre un peu d'eau tiède. On peut aussi provoquer les vomissements en chatouillant la gorge avec une barbe de plume. Dans un cas urgent, ce moyen facilite singulièrement l'action du vomitif.

Très-souvent, il faut administrer le vomitif de force ; voici comment on procède : on place l'enfant sur les genoux, couché sur le dos, d'une main on lui pince le nez, il crie et ouvre la bouche pour respirer, au moment où il va faire une inspiration on lui verse la cuillerée de sirop et on lui maintient la tête droite. Il avale forcément le médicament.

Administration des vomitifs aux adultes. — Lorsque le médecin prescrit un vomitif pour le lendemain, il est bon de prendre la veille un repas léger. On administre de la façon suivante :

Potion vomitive. — Si elle renferme en suspension de la poudre d'ipéca, il faut agiter la bouteille ; on donne en une seule fois environ la moitié de la potion, puis une cuillerée à bouche de cinq en cinq minutes.

Poudre d'ipéca.—Si la poudre est en un seul paquet, on la délaye avec soin dans environ 4 cuillerées d'eau ; l'émétique qu'elle peut contenir entrera en solution ; on administre en une seule fois deux cuillerées, puis une cuillerée toutes les 5 à 6 minutes.

Si la poudre est divisée en plusieurs paquets, on administre un paquet toutes les 5 minutes, délayé dans un peu d'eau.

Quelques personnes ne peuvent absolument pas avaler une poudre en suspension dans l'eau ; on la leur administre alors enveloppée dans du pain azyme ou des confitures. Quel que soit le mode d'administration, il faut, si le malade n'est pas alité, qu'il marche et se promème dans la chambre aussitôt après la première prise ; les nausées commencent quelquefois avant cinq minutes ; on administre quand même la seconde prise ; mais si les vomissements deviennent copieux, on ne donnera pas la troisième prise ou cuillerée. Parfois aussi, on administre en une seule fois, et sur l'avis du médecin, le vomitif qu'il a prescrit.

Aussitôt que les nausées commencent, il faut faire absorber beaucoup d'eau tiède, ou une infusion légère de camomille ou de tilleul : les efforts pour les vomissements sont bien moins pénibles lorsque l'estomac se contracte pour expulser cette eau.

Les vomissements terminés, il suffit de faire rincer la bouche avec un peu d'eau fraîche ou contenant un peu d'eau-de-vie ou d'alcool aromatique. On ne doit rien donner à prendre avant qu'il ne se soit écoulé au moins une heure après le dernier vomissement.

Les vomissements deviennent parfois incoercibles, il faut alors prévenir le médecin et en attendant sa venue, faire coucher le malade; l'étendre sur une chaise longue, lui recommander de ne pas remuer, de ne pas causer, lui faire sucer de la glace et lui appliquer des compresses froides sur la poitrine, donner à boire de l'eau de seltz pure.

Sangsues.

Moyen d'appliquer les sangsues. — Le seul et unique moyen est le suivant : On lave à plusieurs reprises avec de l'eau tiède l'endroit où l'on doit appliquer les sangsues. Il faut rejeter d'une façon absolue l'emploi du lait, du miel, du sang.

Lorsque la sangsue ne se fixe pas sur la

peau, c'est qu'elle y trouve une odeur étran-
gère qui l'en éloigne. On prend un linge propre
que l'on imbibe d'eau et que l'on tord, puis on
le place dans la main que l'on arrondit en
coquille. On met les sangsues dans ce creux
et on les applique sur l'endroit indiqué: On
maintient avec la main et de l'autre on tire le
linge tout autour, de façon à rapprocher les
sangsues de la peau et à les appliquer dessus.
Elles piquent presque aussitôt si elles sont de
bonne qualité.

On place quelquefois les sangsues dans un
verre, ce moyen n'est pas mauvais; mais si la
sangsue ne veut pas quitter le fond du verre,
on ne peut l'appliquer de force sur la peau.

Faire couler le sang des piqûres. — Il suffit
de recouvrir avec un cataplasme de farine de
lin ou de plonger le malade dans un bain.

Arrêter le sang des piqûres. — Petite opération souvent très-difficile lorsque la piqûre a
eu lieu dans une veinule.

On déchire avec le doigt des petits morceaux
d'amadou de la grosseur d'une lentille; on les
applique sur la piqûre après avoir étanché le
sang et on comprime quelques instants avec
le doigt. Il faut placer un de ces petits morceaux sur chaque piqûre et ne pas appliquer

une large plaque d'amadou sur plusieurs piqûres à la fois. Il s'établit un phénomène de
capillarité qui détermine plutôt l'écoulement
du sang. En cas d'insuccès, on peut saupoudrer l'amadou de poudre de colophane, ou bien
le tremper dans du perchlorure de fer, ou dans
du baume du Commandeur. On peut enfin toucher légèrement les piqûres avec le crayon de
nitrate d'argent. Le plus souvent, si l'on maintient la pulpe des doigts exactement appliquée
sur les piqûres durant un temps assez long, on
parvient à arrêter l'hémorrhagie.

TABLE DES MATIÈRES

DEUXIÈME PARTIE

Dictionnaire

PETIT DICTIONNAIRE

DES

INFIRMIÈRES

ABDOMEN (substantif masculin). Moitié inférieure du corps depuis la poitrine jusqu'au pli de l'aine.

ABCÈS (subst. masc.). Une collection de pus.

AISSELLE (s. f.). Le creux situé entre le bras et le tronc.

ALBUMINURIE (s. f.). Phénomène constitué par la présence de l'albumine dans les urines.

AMMONIACAL (adjectif). Dont l'odeur est celle de l'alcali volatil ou ammoniaque.

AMMONIAQUE (s. f.), ou alcali volatil.

AMPUTER (verbe). Couper un membre, ou une partie du corps, par exemple le sein.

ANATOMIE (s. f.). Connaissance des diverses parties du corps obtenue à l'aide de la dissection.

ANÉMIE (s. f). Etat dans lequel il y a une diminution du sang.

ANESTHÉSIE (s. f.). Insensibilité à la douleur.

ANÉVRYSME (s. m.). Une tumeur contenant du sang et située sur le trajet d'un vaisseau.

ANGINE (s. f.). Maladie de la gorge.

ANKYLOSE (s. f.). Etat d'immobilité permanente d'une jointure causée par une soudure des os.

ANODINS (s. m.). Médicaments employés pour soulager la douleur.

ANOREXIE (s. f.). Perte de l'appétit.

ANTISEPTIQUES (s. m.). Substances qui empêchent la putréfaction.

ANUS (s. m.). Extrémité terminale (inférieure) du canal intestinal.

AORTE (s. f.). La grosse artère qui part du côté gauche du cœur pour fournir du sang rouge à tout le corps.

APHONIE (s. f.). Perte de la voix.

APOPLEXIE (s. f.). Perte de connaissance survenant ordinairement tout à coup et due à une maladie du cerveau.

ARTÈRE (s. f.). Tube qui transporte du sang rouge.

ASCARIDE (s. m.). Ver chez l'enfant.

ASCARIDE LOMBRICOÏDE. Ver habitant l'intestin.

ASCARIDE VERMICULAIRE. Ver situé dans les plis de l'anus.

ASCITE (s. f.). Hydropisie du ventre.

Asphyxie (s. f.). Suffocation.

Asthme (s. m.). Affection caractérisée par une gêne de la respiration revenant par accès.

Atrophie (s. f.). Amaigrissement d'une partie du corps causant la perte de ses fonctions.

Auscultation (s. f.). La recherche au moyen de l'application de l'oreille, des signes qui permettront de reconnaître une maladie de l'appareil de la respiration (*Poumons*) ou de la circulation (*Cœur, vaisseaux*).

Batterie (s. f.). Se dit d'un appareil destiné à produire un courant électrique.

Bile (s. f.). Liquide jaune verdâtre formé dans le foie et destiné à la digestion.

Bistouri (s. m.). Instrument tranchant, de forme variable, employé en chirurgie.

Bougie (s. f.). Une sonde pleine, sans canal à l'intérieur, destinée à dilater des conduits rétrécis.

Bronchite (s. f.). Inflammation des tuyaux bronchiques des poumons.

Cæcum (s. m.). Le commencement, renflé, du gros intestin.

Calcul (s. m.). Petite pierre; se trouve le plus souvent dans la vessie.

Cantharide (s. f.). Mouche vésicante qui sert à faire les vésicatoires.

CANULE (s. f.). Tube creux servant de gaîne à une pointe.

CAPILLAIRE (adj.). Qui a la grosseur d'un cheveu.

CAPILLAIRES (s. m.). Vaisseaux sanguins situés entre les artères et les veines.

CARDIAQUE (adj.). Qui appartient au cœur.

CARIE (s. f.). Destruction progressive d'un organe dur (os, dents.)

CARPE (s. m.). Les os de la main qui rejoignent celle-ci à l'avant-bras.

CATALEPSIE (s. f.). Maladie dans laquelle, pendant l'attaque, les membres conservent la position dans laquelle on les place, quelle que soit cette position.

CATAMÉNIAL (adj.). Qui a rapport aux règles.

CATARACTE (s. f.). Etat nuageux ou opaque de la lentille de l'œil. (Voir le mot CRISTALLIN.)

CATARRHE (s. m.). Sécrétion muqueuse ou muqueuse et purulente d'une membrane muqueuse.

CATHÉTER (s. m.). Une sonde, destinée le plus souvent à évacuer l'urine de la vessie.

CAUSTIQUE (s. m.). Toute substance qui détruit les tissus animaux par une action chimique.

CAUTÈRE (s. m.). Instrument destiné à brûler, ou encore, petit ulcère artificiel produit par les caustiques.

Cervelet (s. m.). Organe nerveux situé en arrière et en dessous du cerveau dans la boîte du crâne.

Cervical (adj.). Qui appartient au cou.

Chloroforme (s. m.). Composé chimique, liquide, employé pour endormir ou produire l'insensibilité à la douleur. (Anesthésie.)

Choléra (s. m.). Maladie épidémique caractérisée par une grande prostration, des crampes, des vomissements, et par des selles nombreuses, dites riziformes. (Forme de grains de riz.)

Chorée (s. f.). Danse de Saint-Guy.

Chyle (s. m.). Ce que devient la nourriture après avoir subi l'action des sucs digestifs avant d'être absorbée dans le sang.

Clamp (s. m.). Instrument qui agit comme une tenaille pour saisir le point d'attache des tumeurs.

Clinique (adj.). Qui a rapport au lit.
Leçons cliniques, leçons faites au lit du malade.

Clonique (adj.). Les convulsions sont appelées cloniques quand elles sont courtes et se renouvellent fréquemment. (Voir Toniques.)

Clystère (s. m.). Un lavement.

Coagulation (s. f.). Procédé par lequel les éléments solides d'un liquide se réunissent ensemble et se séparent de ses éléments liquides (Exemple, le lait qui se caille).

Colique (s. f.). Douleur de ventre.

COLLYRE (s. m.). Médicament pour les yeux (ordinairement liquide).

COMA (s. m.). Prostration complète avec perte de la connaissance du monde extérieur.

CONDYLE (s. m.). Masse arrondie qui termine quelques os et est ordinairement articulaire.

CONGÉNITAL (adj.). Qui date de la naissance.

CONSOMPTION (s. f.). Dépérissement.

CONSTIPATION (s. f.). Difficulté d'aller à la garde-robe.

CONTAGIEUX (adj.). Qui se transmet par le contact.

CONTUSION (s. f.). Une meurtrissure, un bleu, une bosse.

CONVULSION (s. f.). Mouvement involontaire et souvent saccadé des muscles des membres et du visage. (Voir CLONIQUE et TONIQUE.)

CORNÉE (s. f.). Organe saillant et transparent, semblable à un verre de montre, situé au milieu du blanc de l'œil.

CRÉPITATION (s. f.). Sensation de craquement perçue par les doigts, lorsqu'on frotte l'un contre l'autre les bouts d'un os cassé.

CRISE (s. f.). Un moment décisif dans l'évolution d'une maladie.

CRISTALLIN (s. m.). Partie transparente de l'œil, ayant la forme d'une lentille, et située en dedans du globe de l'œil et en arrière de la cornée et de l'iris.

CROUP (s. m.). Une affection du larynx qui détermine la suffocation, par suite de la présence de fausses membranes.

CUBITUS (s. m.). Os situé à la partie interne de l'avant-bras.

CUTANÉ (adj.). Qui appartient à la surface de la peau.

DELIRIUM TREMENS. Affection caractérisée par du délire, des divagations, du tremblement des mains et des doigts ; elle survient chez les alcooliques.

DELTOÏDE (s. m.). Muscle qui forme la saillie de l'épaule.

DIABÈTE (s. m.). Affection caractérisée par une faim, une soif excessives, et une augmentation en quantité de l'urine qui contient du sucre.

DIACHYLON (s. m.). Emplâtre destiné à faire adhérer une pièce de linge à la peau : le diachylon des hôpitaux est formé d'une toile recouverte de cet enduit, il sert à faire des bandelettes, à couvrir les plaies, etc.

DIAGNOSTIC (s. m.). Détermination de la nature de la maladie.

DIAPHRAGME (s. m.). Muscle intérieur qui sépare la poitrine dont il forme la base de la cavité de l'abdomen dont il forme la voûte.

DIARRHÉE (s. f.). Selles liquides ordinairement fréquentes.

Diurèse (s. f.). Augmentation de la quantité d'urines rendues.

Duodénum (s. m.). La première partie du petit intestin qui commence à l'estomac.

Dyspnée (s. f.). Gêne de la respiration.

Ecchymose (s. f.). Epanchement de sang sous la peau.

Eczéma (s. m.). Eruption vésiculeuse de la peau qui se recouvre de croûtes.

Electuaire (s. m.). Médicament en forme de pâte demi-molle.

Emétique (s. m. et adj.). Se dit du tartre stibié et, en général, d'un agent destiné à provoquer le vomissement.

Entorse (s. f.). Tiraillement des ligaments d'une articulation.

Epidémique (adj.). Se dit d'une maladie qui frappe un certain nombre de personnes en même temps et dans la même localité.

Epiderme (s. m.). La couche la plus superficielle de la peau.

Epigastre (s. m.). Le creux de l'estomac.

Epiglotte (s. f.). Le cartilage qui protége l'entrée des voies aériennes.

Epilepsie (s. f.). Affection caractérisée par des accès convulsifs accompagnés de perte absolue de la connaissance.

Epistaxis (s. f.). Saignement de nez.

Erysipèle (s. m.). Affection de la peau survenant soit chez des blessés, soit chez des fiévreux et s'accompagnant d'une rougeur de la peau, de gonflement et quelquefois de la formation de petites cloches ou ampoules.

Erythème (s. m.). Toute rougeur superficielle de la peau (exemple, la rougeole.)

Escharre (s. f.). *Chirurgicale* : C'est celle qui survient à la suite de l'application du cautère ou des caustiques.
Médicale : Mortification de la peau et des tissus sous-jacents qui survient spontanément chez les malades qui restent longtemps au lit.

Excrétions (s. f.). L'ensemble des matériaux de rebut qui sont expulsés du corps (exemple : la *sueur*, les *matières fécales*, l'*urine*, etc.).

Expectorer (verbe). Cracher.

Féces (s. f.). Les excréments.

Fémur (s. m.). Os de la cuisse.

Fistule (s. f.). On donne ce nom à tout conduit anormal par lequel un organe intérieur communique, soit avec un autre organe, soit avec l'air extérieur.

Flatulence (s. f.). Gaz dans l'estomac ou dans les intestins.

Fœtus (s. m.). L'enfant dans le sein de la mère.

Forceps (s. m.). Un instrument d'accouchement destiné à extraire l'enfant (en langage vulgaire, *les fers*).

Foulure (s. f.). Le froissement d'une jointure.

Fourmillement (s. m.). Sensation semblable à celle que causeraient des insectes en se promenant sur le corps.

Furoncle (s. m.). Un clou.

Ganglion (s. m.). Une sorte de glande.

Ganglion lymphatique. Renflement situé sur le trajet des vaisseaux lymphatiques.

Ganglion nerveux. Renflement situé sur le trajet de certains nerfs.

Gangrène (s. f.). Mort d'un tissu ou d'une partie du corps.

Gastrique (adj.). Ce qui concerne l'estomac.

Glotte (s. f.). L'ouverture des *voies aériennes* ou *voies de l'air*.

Goutte (s. f.). Affection caractérisée par des attaques de douleurs vives survenant par accès avec gonflement des petites articulations et surtout celles du pouce et du gros orteil.

Granulation (s. f.). Un petit grain.

Granulations d'une plaie. Mode de guérison s'accompagnant d'une sécrétion abondante de pus louable.

Hectique (adj.). Se dit de la fièvre d'épuisement.

HÉMATÉMÈSE (s. f.). Vomissement de sang venant de l'estomac.

HÉMATURIE (s. f.). Pissement de sang.

HÉMIPLÉGIE (s. f.). Paralysie d'un côté du corps.

HÉMOPTYSIE (s. f.). Crachement de sang avec toux.

HÉMORRHAGIE (s. f.). Écoulement de sang.

HÉMORRHOÏDES (s. f.). Tumeur sanguine située à l'anus et donnant lieu à l'issue du sang avec les selles.

HÉPATIQUE (adj.). Qui a trait au foie.

HERNIE (s. f.). Déplacement d'une portion de l'intestin après un effort.

HERPÈS (s. m.). Maladie de la peau caractérisée par une éruption de vésicules : telles sont celles qui se montrent aux lèvres et qu'on appelle vulgairement *boutons de fièvre*.

HUMÉRUS (s. m.). L'os du bras.

HYDATIQUE (adj.). Se dit d'une tumeur causée par la présence de certains entozoaires. (Voir KYSTE.)

HYDROCÈLE (s. f.). Tumeur liquide des bourses.

HYDROCÉPHALIE (s. f.). L'hydropisie du cerveau.

HYDROPHOBIE (s. f.). La peur de l'eau (quelquefois la *rage*).

HYDROPISIE (s. f.). Une collection de liquide dans une partie du corps.

HYMEN (s. m.). Repli de la muqueuse, situé à l'orifice du vagin et qui disparaît avec la virginité.

HYPERTROPHIE (s. f.). Augmentation de volume.

HYPODERMIQUE (adj.). Se dit d'une injection faite *sous la* peau.

HYPOGASTRE (s. m.). Partie de l'abdomen située entre le nombril et le pubis.

HYSTÉRIE (s. f.). Maladie qui s'observe surtout chez les femmes ; elle est caractérisée par des accidents convulsifs, sans perte absolue de connaissance.

HYSTÉRO-ÉPILEPSIE (s. f.). Maladie convulsive semblable à l'hystérie et à l'épilepsie : c'est la forme grave de l'hystérie.

ICTÈRE (s. m.). Jaunisse.

ILÉON (s. m.). Portion du petit intestin.

ILIAQUE (Os). Os de la hanche (un des os du bassin).

INANITION (s. f.). Dépérissement par manque de nourriture.

INCUBATION (s. f.). La période pendant laquelle on couve une maladie.

INGUINAL (adj.). Qui dépend de l'aine.

INTESTIN (s. m.). Long tube contenu dans l'abdomen et qui forme la plus grande partie du canal digestif.

INVAGINATION (s. f.). Accident par lequel une partie de l'intestin se glisse dans une autre comme un doigt de gant qu'on repousse en lui-même par son extrémité.

IRIS (s. m.). Muscle de l'œil qui règle la grandeur de la pupille, et dont la couleur est considérée comme celle de l'œil.

IRRIGATION (s. f.). Procédé qui consiste à entretenir humide une partie du corps, en faisant passer un courant liquide.

JAUNISSE (s. f.). Coloration jaune de la surface du corps, causée par un trouble de la fonction du foie.

KYSTE (s. m.). Tumeur contenant une matière liquide ou demi-solide renfermée dans une membrane qui l'isole du milieu des tissus.

LACRYMALE (GLANDE). La glande qui sécrète les larmes.

LACRYMAUX (CONDUITS). Conduits situés à l'angle interne de l'œil et conduisant les larmes dans le nez.

LARYNGITE (s. f.). Inflammation du larynx.

LARYNGOSCOPE (s. m.). Instrument destiné à regarder dans le larynx.

LARYNX (s. m.). Partie supérieure des voies aériennes et organe de la voix.

LÉSION (s. f.). Toute blessure du corps, soit causée par un instrument, soit due à l'effet de la maladie.

LÉTHARGIE (s. f.). Etat de mort apparente.

LIGAMENT (s. m.). Tissu qui maintient en place un organe.

LIGATURE (s. f.). Moyen d'attacher un conduit, généralement une artère.

LINGUAL (adj.). Qui appartient à la langue.

LINIMENT (s. m.). Médicament externe que l'on emploie en frictions.

LITHOTRITIE (s. f.). Opération de la pierre par le broiement (opposée à la taille par laquelle on coupe la vessie pour en retirer la pierre).

LOMBRIC (s. m.). Ver de terre. — Se dit aussi de l'Ascaride Lombricoïde.

LUETTE (s. f.). Petit corps pendu au voile du palais.

LUMBAGO (s. m.). Douleur dans les reins.

LUXATION (s. f.). Un déplacement d'une extrémité osseuse, sans que les surfaces articulaires soient brisées, et avec rupture des moyens d'union.

MALLÉOLES (s. f.). Les saillies de la cheville du pied.

MANDRIN (s. m.). Une tige métallique qui sert de guide pour les sondes.

MÉAT (s. m.). Embouchure d'un conduit: exemple, l'entrée de l'urèthre.

MÉLÉNA (s. m.). Sang noir dans les selles.

MÉNINGITE (s. f.). Inflammation des membranes du cerveau.

MÉNORRHAGIE (s. f.). Menstruation excessive.

MENSTRUES (s. f.). Les règles.

MÉTACARPE (s. m.). Gril osseux de la paume de la main.

MICTION (s. f.). L'acte d'uriner.

MITRALE (adj.). Valvules du cœur (une des).

NÆVUS (s. m.). Tumeur sanguine congénitale ; *tumeurs érectiles :* vulgairement *taches de vin.*

NARCOTIQUE (adj.). Qui fait dormir.

NASAL (adj.). Qui appartient au nez.

NÉCROSE (s. f.). Mort d'une partie osseuse.

NÉVRALGIE (s. f.). Douleur sur le trajet d'un nerf.

NORMAL (adj.). Naturel : conforme à la santé.

OBÉSITÉ (s. f.). Corpulence.

OBSTÉTRIQUE (s. f.). Science des accouchements.

OCCIPUT (s. m.). Partie postérieure de la tête.

ŒDÈME (s. m.). Gonflement liquide (ordinairement des membres).

ŒSOPHAGE (s. m.). Canal qui va de la bouche à l'estomac.

OLFACTIF (adj.). Qui se rapporte à l'odorat.

OMBILIC (s. m.). Nombril.

OPHTHALMIQUE (adj.). Qui concerne l'œil.

OPHTHALMOSCOPE (s. m.). Instrument pour examiner le fond de l'œil.

OPTIQUE (adj.). Qui concerne la vue.

ORTHOPÉDIE (s. f.). L'art de redresser les déformations.

ORTHOPNÉE (s. f.). Dyspnée extrême dans laquelle le malade ne peut respirer qu'en étant debout.

OTORRHÉE (s. f.). Ecoulement d'oreille.

OTOSCOPE (s. m.). Instrument pour examiner l'oreille.

OVAIRE (s. m.). Organe dans lequel se produit l'œuf.

OVARIOTOMIE (s. f.). Opération pour enlever l'ovaire.

PANCRÉAS (s. m.). Glande digestive située près du duodénum, au-dessous de l'estomac.

PARACENTÈSE (s. f.). Ponction.

PARALYSIE (s. f.). Perte du mouvement ou de la sensibilité, souvent des deux.

PARAPLÉGIE (s. f.). Paralysie de la moitié inférieure du corps.

PARASITE (s. m.). Plante ou animal qui vit aux dépens du corps d'un autre.

PARIÉTAL (s. m. et adj.). Os qui forme les côtés du crâne.

PAROTIDE (s. f.). Glande salivaire située sous l'oreille, en arrière de la mâchoire inférieure.

PAROXYSMES (s. m.). Exagération d'un accès.

PATHOLOGIE (s. f.). Etude des maladies : *Pathologie interne*, la médecine ; *Pathologie externe*, la chirurgie.

PECTORAL (adj.). Qui appartient à la poitrine.

PÉDICULE (s. m.). Moyen d'attache d'une tumeur au corps.

PELVIS (s. m.). Le bassin (terme d'accouchement).

PÉRICARDE (s. m.). Le sac qui enveloppe le cœur.

PÉRICARDITE (s. f.). Inflammation du péricarde.

PÉRINÉE (s. m.). Partie du corps située juste en avant de l'anus.

PÉRIOSTE (s. m.). Membrane qui entoure et qui nourrit les os.

PÉRITOINE (s. m.). Membrane qui entoure les intestins et leur permet de glisser entre eux.

PÉRITONITE (s. f.). Inflammation du péritoine.

PÉRONÉ (s. m.). Le plus petit des os de la jambe, situé à sa partie externe.

PHAGÉDÉNIQUE (adj.). Ulcération envahissante.

Pharmacopée (s. f.). Liste des médicaments et de leur mode de préparation.

Pharynx (s. m.). Commencement de l'œsophage.

Phlébite (s. f.). Inflammation des veines.

Phlébotomie (s. f.). Le fait de saigner une veine.

Phlegmon (s. m.). Inflammation circonscrite ou étendue du tissu sous-cutané d'un membre, se terminant souvent par un abcès.

Photophobie (s. f.). Impossibilité de supporter la lumière.

Phthisie (s. f.). Consomption pulmonaire.

Physiologie (s. f.). Etude des fonctions d'un être vivant.

Placenta (s. m.). Le délivre ou arrière-faix.

Pléthore (s. f.). Plénitude : excès de sang.

Pleurésie (s. f.). Inflammation de la plèvre.

Pleurodynie (s. f.). Douleur dans le côté ; *point de côté.*

Plèvre (s. f.). Sac qui enveloppe les poumons.

Plexus (s. m.). Un réseau.

Pneumonie (s. f.). Inflammation du poumon.

Poitrine (s. f.). Moitié supérieure du corps, depuis le cou jusqu'à l'abdomen.

Pouls (s. m.). Le battement d'une artère.

Poumons (s. m.). Organes au moyen desquels le sang est aéré, ils sont au nombre de deux, séparés entre eux par le médiastin et le cœur, et situés dans la cavité du thorax ou *poitrine*.

Prolapsus (s. m.). Chute ou glissement.

Pronostic (s. m.). Opinion du médecin sur l'issue d'une maladie.

Psoas (s. m.). Muscle intérieur du tronc qui vient aboutir à la cuisse.

Pulmonaire (adj.). Qui a trait au poumon.

Purgatif (adj. et subst.). Qui fait aller à la selle.

Purpura (s. m.). Des taches rouges de sang sous la peau.

Purulent (adj.). Qui contient du pus.

Pus (s. m.). Liquide jaune, crémeux, qu'on trouve dans les abcès, sur les plaies, etc., vulgairement l'*humeur*.

Pustule (s. f.). Collection de pus circonscrite sous l'épiderme.

Pylore (s. m.). Ouverture de l'estomac dans l'intestin.

Pyohémie (s. f.). Infection purulente; maladie dans laquelle le sang est empoisonné par le pus d'une plaie.

Rachitisme (s. m.). Maladie du système osseux chez l'enfant qui aboutit à des déformations souvent permanentes.

Radius (s. m.). Le plus externe des deux os de l'avant-bras et celui auquel la main est spécialement attachée.

Rectum (s. m.). Partie inférieure du gros intestin.

Rétine (s. f.). Expansion du nerf optique située en dedans et en arrière dans le globe oculaire et recevant les impressions lumineuses.

Rhumatisme (s. m.). Affection caractérisée par de la douleur, le gonflement des grosses articulations et une transpiration abondante, ainsi que par une complication cardiaque qui est presque la règle.

Sacrum (s. m.). Gros os qui est au bas de la colonne vertébrale entre les os iliaques. C'est sur les parties molles qui le recouvrent que se font les escharres pendant les maladies aiguës et les maladies de la moelle.

Scapulo-humérale (adj.). Articulation de l'épaule.

Scarlatine (s. f.). La fièvre pourprée.

Sclérotique (s. f.). Le blanc de l'œil.

Scrofule (s. f.). Affection constitutionnelle, ordinairement héréditaire.

Sébacées (adj.). Qui ressemble à du suif, produit des glandes de la peau.

Séquestre (s. m.). Un morceau d'os atteint de nécrose.

Séreuse (adj.). (Membrane), se dit de la plèvre, du péritoine, etc.

Sérum (s. m.). Partie aqueuse du sang.

Sonde (s. f.). Un instrument creux destiné à passer par un canal pour évacuer le liquide qui est retenu derrière.

Sous-cutané (adj.). Ce qui est situé sous la peau.

Spasme (s. m.). Contraction temporaire d'un muscle ; exemple, les *crampes*.

Spatule (s. f.). Couteau à bords mousses destiné à étaler les substances.

Spécifique (adj.). (Poids). La comparaison du poids d'un volume d'un liquide avec le poids d'un même volume d'eau.

Spéculum (s. m.). Instrument pour regarder dans les conduits : l'oreille, le vagin.

Sphacèle (s. m.). Mortification ou *gangrène* des parties molles.

Sphincter (s. m.). Muscle situé autour d'un orifice et destiné à le maintenir fermé.

Sphygmographe (s. m.). Instrument destiné à écrire le tracé du pouls.

Sternum (s. m.). L'os vertical situé en avant de la poitrine.

Stéthoscope (s. m.). Instrument pour écouter le cœur ou les poumons.

Strumeux (adj.). Voyez **Scrofuleux**.

Stylet (s. m.). Petit instrument destiné à explorer la profondeur ou la direction d'une plaie.

STYPTIQUE (adj.). Qui peut arrêter l'écoulement du sang.

SUDAMINA (s. m.). Eruption vésiculeuse qui suit les transpirations abondantes.

SUTURE (s. f.). Procédé qui consiste à recoudre les tissus.

SUTURES (s. f.). Articulations dentelées des os de la tête.

SYNCOPE (s. f.). Évanouissement.

SYNOVIE (s. f.). Liquide qui humecte l'intérieur des articulations.

TARSE (s. m.). Os qui forment la partie postérieure du pied.

TAXIS (s. m.). Procédé employé par le chirurgien, quand, en pressant sur une hernie, il cherche à faire rentrer dans le ventre la portion de l'intestin qui s'est déplacée.

TÉNACULUM (s. m.). Un petit crochet.

TENDON (s. m.). Continuation fibreuse des muscles. C'est ce qu'on appelle vulgairement, et bien à tort, les nerfs.

TÉNOTOMIE (s. f.). Opération qui consiste à diviser les tendons.

TÉTANOS (s. m.). Maladie caractérisée par des contractions spasmodiques des muscles débutant par ceux de la mâchoire et de la nuque.

THERMOMÈTRE (s. m.). Instrument destiné à mesurer la chaleur ou la température soit du corps, soit de l'air. Dans le premier cas il se place dans l'aisselle, le vagin ou le rectum.

THORAX (s. m.). La poitrine.

THYROÏDE (adj.). (Cartilage). Un de ceux du larynx (saillie de la pomme d'Adam).

THYROÏDE. (Glande). Glande située en avant du cou au dessous du cartilage précédent.

TIBIA (s. m.). Os volumineux de la jambe et le plus interne, facile à sentir sous la peau.

TONIQUE (adj.). (Médicament). Qui augmente l'appétit.

TONIQUES (adj.). (Convulsions). Contractions musculaires involontaires de longue durée et amenant la rigidité.

TRACHÉE (s. f.). Le canal aérien qui s'étend du larynx aux bronches.

TRACHÉOTOMIE (s. f.). Opération faite en coupant la trachée au cou, pour donner de l'air quand le larynx est bouché ; par exemple dans le croup.

TRANSFUSION (s. f.). Injection de sang d'une personne bien portante dans les veines d'un malade.

TRISMUS (s. m.). Contraction tétanique des mâchoires.

TROCART (s. m.). Instrument piquant destiné aux ponctions.

TUMEUR (s. f.). Un gonflement.

Urèthre (s. m.). Conduit par lequel l'urine sort de la vessie.

Urticaire (s. f.). Affection cutanée caractérisée par de petites élevures blanches sur un fond rouge, accompagnée de démangeaisons comparables à celles que provoquent les orties.

Utérus (s. m.). Matrice.

Vagin (s. m.). Canal qui aboutit à l'utérus.

Vaisseau (s. m.). Tube qui sert à conduire un liquide (les veines, etc.).

Varice. Veine dilatée.

Varicelle (s. f.). Petite vérole volante.

Variole (s. f.). Petite vérole.

Vertèbre (s. f.). Les os qui composent la colonne du dos ou colonne vertébrale.

Vertige (s. m.). Étourdissement.

Vésicule (s. f.). Petite vessie sur l'épiderme et contenant un liquide aqueux.

Viscères (s. m.). Les entrailles.

Vulve (s. f.). Ensemble des parties génitales externes de la femme.

Zeste (s. m.). Écorce jaune de l'orange ou du citron, séparée de la peau blanche et amère qui est au-dessous.

VERSAILLES. — CERF ET FILS, IMPRIMEURS, RUE DUPLESSIS, 59